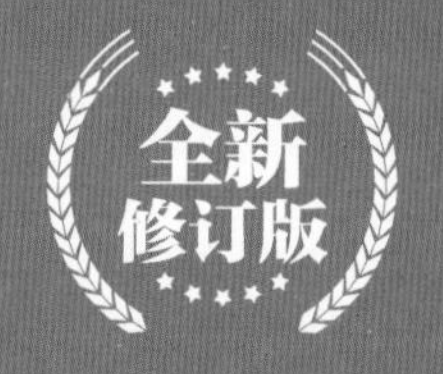

协和专家教你
完美备孕

马良坤·主编
北京协和医院妇产科主任医师 教授

宣 磊·副主编
北京协和医院中医科副主任医师

電子工業出版社
Publishing House of Electronics Industry
北京·BEIJING

图书在版编目（CIP）数据

协和专家教你完美备孕：全新修订版 / 马良坤主编 . — 北京：电子工业出版社，2023.9
ISBN 978-7-121-46227-6
Ⅰ . ①协… Ⅱ . ①马… Ⅲ . ①优生优育－基本知识 Ⅳ . ① R169.1
中国国家版本馆 CIP 数据核字（2023）第 159815 号

责任编辑：周　林
文字编辑：刘　晓
印　　刷：北京市大天乐投资管理有限公司
装　　订：北京市大天乐投资管理有限公司
出版发行：电子工业出版社
　　　　　北京市海淀区万寿路 173 信箱　　邮编：100036
开　　本：720×1000　1/16　印张：11　　字数：229 千字
版　　次：2017 年 4 月第 1 版
　　　　　2023 年 9 月第 2 版
印　　次：2025 年 1 月第 3 次印刷
定　　价：59.80 元

凡所购买电子工业出版社图书有缺损问题，请向购买书店调换。若书店售缺，请与本社发行部联系，联系及邮购电话：（010）88254888，88258888。
质量投诉请发邮件至 zlts@phei.com.cn，盗版侵权举报请发邮件至 dbqq@phei.com.cn。
本书咨询联系方式：zhoulin@phei.com.cn。

前言

孕育宝宝是一件幸福美好的事。想象一下：一颗生命的种子在自己的身体里慢慢发芽、悄悄变化成人的模样，经过十月怀胎，一个健康可爱的小小人儿顺利诞生，是不是很神奇，也很温暖？

孕育宝宝本应是顺理成章的事，但不少女性却遇到了各种各样的问题：努力了很久，肚子却没有信儿，去医院检查一切都正常；连续两胎都出现了胎停育，也没有查出原因……为了让更多的女性轻松顺利地当上妈妈，我们总结了自己多年的临床经验，并结合相关科学知识编写了这本书。

全书共六章，本着方便备孕夫妻阅读检索的原则，第一章和第二章按照备孕妈妈准备、备育爸爸准备的顺序安排内容；第三章至第五章按照孕前 6 个月、孕前 3 个月、孕前 1 个月 ~1 周的时间顺序安排内容，一目了然。本书详细介绍了孕前进行身体检查的必要性、如何营造有利于受孕的生活环境和如何养成有利于受孕的生活习惯、孕前该怎么运动、孕前如何做好身体排毒，以及孕前营养补充、孕前心理和物质准备等备孕知识。本书还介绍了一些特殊人群如何备孕的知识，如高龄女性如何备孕、素食女性如何备孕、“三高”女性如何备孕、肥胖女性如何备孕、哪些夫妻需要做遗传学咨询等。第六章还特别介绍了一些人工受孕的知识，是专门给那些已经尽了最大的努力，却始终怀不上，或者因为身体的原因无法自然怀孕的备孕夫妻设计的。

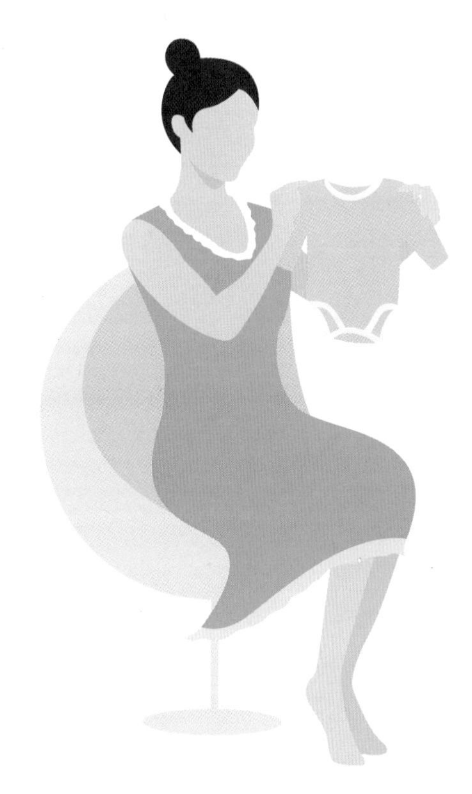

本书在出版后，深受广大备孕夫妻和读者的欢迎。为此，我们在原书的基础上，做了一些必要的修改和补充，如甲状腺功能检查、体重指数修订等，使内容更能符合当今备孕需求，帮助备孕夫妻顺利生个健康的宝宝。

马良坤

目　录

绪论

备孕启动前，先了解一下这些优生知识吧

备孕时间表，清清楚楚告诉你孕前该干啥　16
备孕，有多重要　18
摒弃不良生活习惯，保持身心健康　18
根据自己的情况做好孕前准备　18
提前 6 个月 ~1 年制订备孕计划　19
孕前准备，夫妻要做什么　19
放松心情来备孕，“好孕”水到渠成　20
紧张、焦虑、心理压力大也会引起不孕　20
压力过大会导致假性怀孕　20
缓解过大的心理压力　20
别把怀孕当成唯一的“正事儿”　21
孕前进行遗传学咨询，是优生的第一步　22
孕前为什么要进行遗传学咨询　22
遗传学咨询应在什么时候做　22
必须进行遗传学咨询的夫妻　23
什么是伴性遗传病　23
选择胎儿性别，预防 X 伴性显性遗传病　24
选择胎儿性别，预防 X 伴性隐性遗传病　24
选择胎儿性别，预防 Y 伴性遗传病　25

1 Chapter

想要个健康宝宝，妈妈需做哪些准备

养护卵巢
调控女性身心变化的 28 天生理周期　28
月经期　28
卵泡期　29
黄体前期　30
黄体后期　31
内分泌正常，是孕育宝宝的基本保证　32
性激素正常分泌是正常排卵的必要条件之一　32

控制月经周期的女性基础性激素——雌激素 32
怀孕不可或缺的性激素——孕激素 33
优质卵子的孕育必须基于健康的卵巢 34
想受孕，先要有正常的卵巢功能 34
女性不孕或早期流产与卵巢功能有关 34
卵巢功能受哪些因素影响 34
卵巢也会早衰 35
为什么卵巢会早衰 35
养护卵巢要从生活细节做起 35
孕育优质卵子，有“秘诀” 36
补铁，为卵子提供营养 36
豆制品让卵子“肥肥的” 37
远离止痛药或安眠药 37
美容院的卵巢保养不可信 37
不可乱用药物促排卵 37
想要卵巢健康卵子优，这些食材少不了 38
养护子宫
养护好孕育宝宝的子宫 40
子宫——胎儿生长的“暖房” 40
子宫内膜——孕育新生命的“土壤” 41
调理好宫寒，让胎儿“住”得舒服 42
宫寒会让胎儿失去“阳光的温暖” 42
子宫有四怕，“幸孕”还需护好子宫 42
“寒则凝”，女人经不起寒凉 42
这样辨别体内寒气 43
热水泡脚祛寒法 43
宫寒女性要常搓脚心 43
调养子宫的黄金穴位 44
足三里穴：帮助受孕 44
气海穴：温中回阳 45
天枢穴：保暖补气 45
想要子宫健康温暖，试试这些食材 46
调养病症
月经不调会让“好孕”迟迟不来 48
月经不调常见症状 48
什么情况下必须治疗月经不调 49
不良生活习惯可导致月经不调 49
肥胖与月经不调相互影响 50
饮食调理月经不调 51

艾灸调治月经不调 51
严重的痛经孕前要调理好 52
痛经有两类 52
原发性痛经可能来自不良生活习惯 54
中医可调理好原发性痛经 55
痛经严重者应就医 55
多囊卵巢综合征患者如何备孕 56
什么是多囊卵巢综合征 56
多囊卵巢综合征的表现 56
如何预防和治疗多囊卵巢综合征 57
多囊卵巢综合征患者这样备孕 57
“三高”患者备孕指导 58
高血压患者这样备孕 58
糖尿病患者如何备孕 59
血脂异常的女性也能顺利怀孕 59
孕前要把贫血调理好 60
如何判断是否贫血 60
贫血有什么症状 60
贫血会伤害胎儿 60
缺铁性贫血需药补 60
不贫血了可食补 61
四物汤可治疗贫血 61
注意生活细节，利于改善贫血 61
流产后，如何再次怀孕 62
孕早期流产，优胜劣汰居多 62
习惯性流产不能忽视 62
流产后需调整好身体再怀孕 62
习惯性流产后不要焦虑 63
流产后，什么时候可同房 63
保持好心情，有利于再孕 63
宫外孕后怎样备孕 64
什么是宫外孕 64
宫外孕常见症状 64
引起宫外孕的原因 64
宫外孕如何治疗 64
术后常复查，怀孕要在半年后 65
注意调养，增强抵抗力 65

2

Chapter

生宝宝不是一个人的事，爸爸的努力很重要

为“好孕”修炼，男性怎样做 68

体重要控制在合理范围内 68

育前 3 个月停止服用这些药物 68

备育男性要做好心理准备 69

怀孕会影响性生活 69

要承担起家务活 69

宝宝出生后，男性的家庭责任更重 69

精子健康是“好孕”的保障 70

精液的组成 70

受精的经过是这样的 71

精子的产生需要苛刻的条件 71

正常精液是什么样的 72

异常精子的种类 72

精子异常会导致流产 72

少精、弱精极易被忽视 73

精液量过多或过少都会影响生育 73

备育男性要精心呵护精子 74

精子既不喜欢高温，也不喜欢低温 74

高频振动易导致精子成熟障碍 74

电磁辐射易致精子畸形 74

备育男性要少吃这些杀精的食物 75

想要高质量的精子，试试这些食物 76

番茄红素——增加精子数量、提高精子活力 76

天然维生素 E——提高精液质量 76

某些激素类药品，可用于治疗少精子症 77

“伟哥”不可靠，要靠营养素 78

壮精食谱推荐 79

性生活频率拿捏好，精子质量更佳 80

性生活时间间隔太久会影响优生 80

间隔多长时间再同房有助于优生 80

孕前 3 个月调整性生活频率 80

影响男性优生的工作 81

高强度的工作 81

有毒有害工作 81

纠正影响优生的不良习惯 82

改掉使用手机的不良习惯 82

最好不要使用电热毯 82
经常趴着睡不利于生育 83
长时间侧睡可能导致精索扭转 83
要优生，养肾很关键 84
养好肾，给宝宝良好的先天之本 84
经常熬夜，肾虚找上门 84
吸烟、酗酒易伤肾 84
久坐不动的人易肾虚 84
经常憋尿会影响肾功能 84
性生活过度会伤肾 84
饮食有度，为肾脏减负 85
按摩养肾法 85
及时调理好影响“造人”的病症 86
睾丸炎症，损害男性生育能力 86
睾丸损伤的处理方法 86
输精管梗阻让“种子”无法输送 86
生殖道感染易使精子活力降低 87
男性性功能障碍会影响生育吗 87
备育男性的饮食调养方案 88
备育男性的营养和优生 88
备育男性一定要吃的壮阳食物 88
这些食物会影响男性备育 89
运动适度，精子质量才会好 90
剧烈运动会降低精子质量 90
剧烈运动后精子复原需要时间 90
暂时告别长时间骑车 90
散步是备育男性的优选运动方式 90
适合循环训练的俯身游泳运动 91

3 Chapter

孕前 6 个月：做做孕前检查，改改生活方式

孕前全面体检做起来 94
孕前检查是送给宝宝的第一份保险 94
错过了孕前检查也不要怕 94

孕前检查不能用婚前检查代替 94
备孕女性孕前常规检查项目 95
备孕女性孕前特殊检查项目 96
备孕女性甲状腺功能检查 96
备育男性检查项目 97
孕前检查别忘了口腔 98
TORCH 筛查 99
35 周岁以上备孕女性“好孕”准备 100
年龄大了生孩子安全吗 100
高龄女性必须告诉医生的事 100
自然受孕 1 年内怀孕仍属正常 100
培养好的生活习惯，延缓卵子老化 100
高龄女性特别需要做哪些孕前检查 101
二胎妈妈“好孕”准备 102
备二孩，首先需征求大宝的意见 102
备二孩需要做哪些孕前检查及监测 102
头胎为顺产，最好 1 年后再受孕 103
头胎为剖宫产，最好 2 年后再受孕 103
头胎为顺产，二孩大多能顺产 103
头胎为剖宫产，二孩并非不能顺产 103
营造一个易于受孕的环境 104
备孕女性需要远离的工作 104
白领女性备孕须知 104
备孕和怀孕过程中要警惕药物危害 105
不利于受孕的情况 106
“好习惯”也可能对怀孕不利 106
经期性生活，会引起不孕症 106
女人莫贪凉，保护你的孕能力 106
清洁不要过度 107
熬夜也能熬出不孕不育症 107
孕前坚持运动，把身体状态调整到最佳 108
孕前运动的作用 108
运动要把握好度 109
不运动就不能成功怀孕吗 109
适合备孕女性的运动方式 110
有氧运动 110
无氧运动 110
有氧、无氧混合运动 110
孕产专家推荐的运动计划表 111

备孕女性运动强度的把握很重要 112
备孕女性的每周运动建议 112
备孕女性可通过数心率或脉搏判定运动强度 112
使用 RPE 量表自测运动强度 113
滋养骨盆的瑜伽运动 114
猫式拉伸 114
腹部拉伸 115
随时随地可做的拉伸运动 116
三角式 116
跑步运动讲究多 117
场地慢跑与跑步机慢跑的建议 117
场地慢跑与跑步机慢跑的对比 117

4 Chapter 孕前 3 个月：及时排毒素，做好营养储备

孕前为什么要排毒 120
毒素易伤害胎儿 120
毒素易引发妇科病 120
毒素易导致乳腺疾病 121
毒素易导致女性肾虚 121
胎儿对毒素的免疫力低下 121
母体血液干净，胎儿免疫力更强 122
血铅会严重伤害胎儿 122
孕前 3 个月最好查查血铅 122
日常生活中该如何排铅 122
清除血液毒素，大蒜、橄榄油来帮忙 123
睡眠是最好的“滋补品” 124
睡眠排毒时刻表 124
午睡也不能放松 124
改善肠道活力，不便秘，不藏毒 125
拒绝“精打细算”，肠道需要适量粗膳食纤维 125
坚持多喝水，给肠子洗洗澡 125
让肠道清清爽爽的水果家族 126
适量多吃这些食物，护肠排毒效果好 127
孕前营养储备很关键 128
孕前 3 个月的饮食原则 128

孕前 3 个月助孕食物推荐 129
减少咖啡饮用量 129
备育男性需纠正的饮食习惯 129
肥胖女性适当减肥，更有利于怀孕 130
控制主食摄入量 130
饮食低脂低钠、少油少糖 130
保证膳食纤维的摄入 130
每周监测自己的体重 130
减肥菜谱推荐 131
素食女性备孕怎么吃 132
素食者需额外补充的营养素 132
素食女性备孕期要吃一些坚果 133
二二一比例进餐法 133
孕前 3 个月需补叶酸 134
叶酸能有效预防胎儿神经管畸形 134
需要重点补充叶酸的人群 134
孕前怎样补充叶酸 135
备孕女性必须补充叶酸制剂 135
微量元素可以改善受孕环境 136
补碘预防呆小病 136
补锌预防先天畸形 136
补铜促进胎儿正常发育 136
补锰促进胎儿智力发育 136
提高受孕率的天然“助性”食物 137
双向调节雌激素的豆浆 137
备孕时饮用酸奶益处多 137

5 Chapter

孕前 1 个月 ~1 周：为那个时刻做足准备

找准排卵日，让“好孕”如期而至 140
基础体温测量法找排卵日 140
日程表法找排卵日 143
宫颈黏液法找排卵日 143
通过 B 超监测找排卵日 146
通过排卵试纸找排卵日 146

通过排卵期出血和排卵痛找排卵日 147
孕前一周为受孕准备好环境 148
营造舒适的、利于优生的家居环境 148
尽量在家中受孕 148
避开黑色受孕时间 149
排卵期前减少性生活次数 149
学点助孕法，提高受孕率 150
合适的体位让精子更顺利进入子宫 150
一次完美的性爱能提高命中率 150
这些信号表明你可能怀孕了 151
困乏劳累 151
白带增多 151
呕吐 151
基础体温上升 151
停经 151
乳房胀痛 151
尿频或排尿不尽 151
确认怀孕的几种方法 152
验尿——准确率 99% 152
基础体温——需要一直坚持测 152
验血——准确率 100%（不用空腹） 152
B 超——可以排除宫外孕 152
用验孕试纸检测是否“中标” 153
尿液检测原理 153
同房后多久能用试纸测出是否怀孕 153
验孕试纸的使用方法 153
验孕试纸为什么会呈现弱阳性 154
宝宝来了，怎么呵护 155
孕早期出现流产征兆时需测 hCG 值 155
不可过量服用叶酸 155
孕 50~60 天是“事故”高发期 155
有叶酸代谢障碍的孕妈妈要额外补充叶酸 155
孕前没有补充叶酸需注意什么 156
孕妇能不能接种疫苗 156
孕早期用药对胎儿的影响 157
预防感冒并谨慎用药 157
阴道出血是先兆流产的最直接症状 159
阴道出血伴腹部痉挛或腹痛可能是宫外孕 159
医生怎么诊疗孕早期阴道出血 159

意外之喜，要还是不要 160
做完 X 射线检查后发现怀孕该怎么办 160
最好让胎儿自己做选择 160
怎么精准推算预产期 161
按末次月经推算 161
按引起妊娠的性生活日期推算 161
按初觉胎动的日期推算 161
根据 B 超检测推算预产期 161
预产期日历—— 一眼看出预产期 162

Chapter

自然怀孕有困难，试试人工受孕

不孕不育是这样界定的 166
什么是不孕不育 166
不孕和不育的区别 166
不孕症的诊断年限 166
滴虫阴道炎会引起不孕 167
滴虫阴道炎症状 167
治疗期间每次月经后复查 167
临床上常用甲硝唑来治疗 167
输卵管通了吗 168
如何判断输卵管是否通畅 168
输卵管不通的治疗手段 169
备育男性也要积极配合 170
导致男性不育的原因 170
如何查出男性不育的原因 171
什么情况下可以选择人工受孕 173
你需要为辅助治疗做哪些准备 173
试管婴儿技术让更多女性圆梦 174
什么是试管婴儿技术 174
哪些情况适合做试管婴儿 174
试管婴儿技术分类 175
25~35 周岁女性试管婴儿成功率高 175
做试管婴儿手术前的检查和准备 176
做试管婴儿手术前需注意什么 176

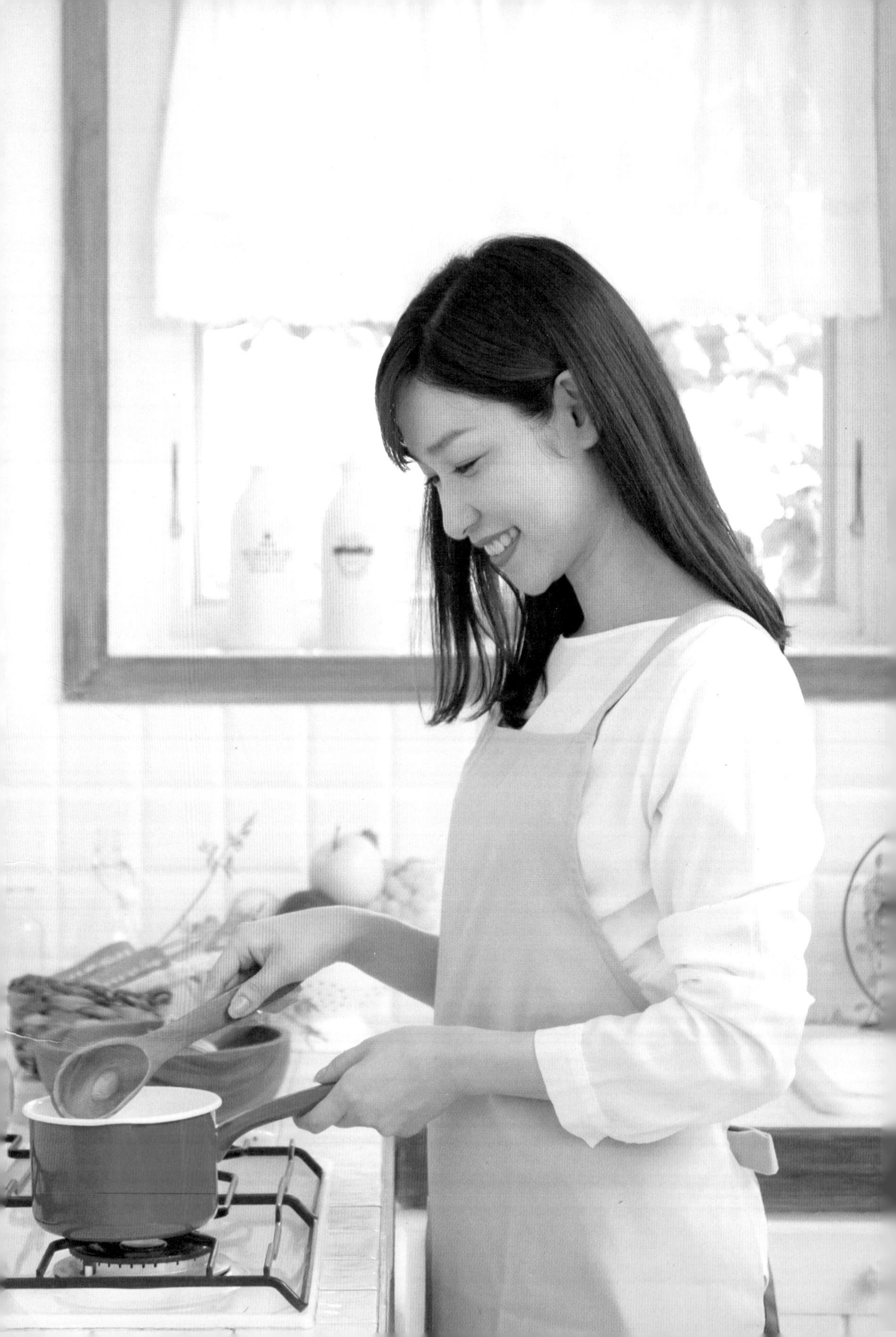

绪论

备孕启动前，先了解一下这些优生知识吧

备孕是优生优育的关键，要想孕育一个健康活泼的宝宝，备孕夫妻一定要在怀孕之前做好准备工作。做好计划，保证夫妻恩爱、家庭和谐……

备孕时间表，清清楚楚告诉你孕前该干啥

按照优生优育的生育原则，想要健康可爱的宝宝，夫妻一定要在计划受孕的前6个月就开始有所准备，力求让最健康、最有活力的精子和卵子在天时地利人和的情况下结合，让孕育的宝宝充分体现夫妻两人在容貌、智慧、个性、健康等方面的优良基因。

时间	项目
准备受孕前6个月	● 如果确定要孩子，建议备孕夫妻一起去医院做孕前检查和咨询 ● 如果备孕夫妻的体重超过或低于标准体重，就应该从现在开始调整饮食，争取将体重调整到标准体重后再怀孕 ● 长期采用药物避孕的女性，要在停药6个月后再受孕
准备受孕前5个月	如果家中有猫、狗等宠物，最好进行弓形虫检查，避免接触宠物的排泄物
准备受孕前4个月	● 从这个月开始，备孕夫妻就应该做些运动强身健体了，如跑步、游泳、打太极拳等。适当的锻炼可以帮助丈夫提高身体素质和精子质量 ● 备孕夫妻要戒烟戒酒
准备受孕前3个月	● 备孕夫妻双方都要慎用药物，包括不使用含雌激素的护肤品；在有毒有害的环境（如放射环境等）中工作的夫妻，尤其是女性一定要暂时离开这样的工作环境 ● 积极进食富含营养素的食物，如含叶酸、锌、铁、钙的食物，备孕女性每天还要按时服叶酸补充剂 ● 夫妻双方都应多吃瘦肉、蛋类、鱼虾、豆类及豆制品、海产品、新鲜蔬菜、时令水果。男性可以多吃鳝鱼、牡蛎、韭菜等
准备受孕前2个月	夫妻双方坚持每天运动30分钟
准备受孕前1个月	● 夫妻双方坚持每天运动30分钟，增强免疫力，避免感冒 ● 丈夫协助妻子测定排卵期。采用测定基础体温、观察阴道黏液变化等方法，综合分析观察，获得准确的排卵日
受孕	● 在心情愉悦、没有忧愁和烦恼的状态下进行受孕 ● 丈夫要重视让妻子达到性高潮，这对拥有一个健康聪明的宝宝至关重要 ● 注意受孕时的环境，让室内沉浸在柔和的灯光下，可以放些轻松的乐曲

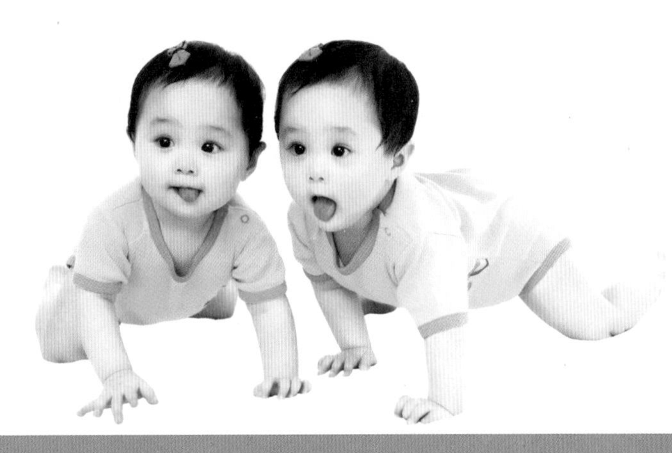

	备注
	想要一个健康的宝宝，备孕夫妻的身体状态是有直接影响的。早日做好准备，调理好身体，是怀上宝宝的重要条件。专业的孕前检查是必要的，备孕夫妻应有孕检的意识，平时养成良好的生活习惯
	宠物容易感染弓形虫病，并且能够传染给人。女性怀孕期间感染弓形虫病，会导致胎儿畸形，且病死率高。可以去医院做一下 TORCH 筛查，若结果显示已感染过弓形虫，说明宠物主人体内已经产生了抗体，可以不用担心；如果显示从未感染过，则表明没有免疫力，那就要在整个备孕、怀孕期间注意喂养宠物的方式和自己的饮食卫生；如果显示正在感染，那么暂时不能怀孕；如果在怀孕 3 个月内，孕妈妈的 TORCH 筛查结果显示感染了弓形虫，则要咨询医生进行确诊试验及相关的产前诊断
	适当的体育锻炼是非常有必要的，并且要注意坚持。同时要尽早改掉不良习惯，不要沉迷于烟酒，不要经常熬夜等
	必须慎用药物，因为“是药三分毒”。为了拥有一个最佳的孕育环境，备孕夫妻在这方面要多加注意。备孕夫妻可以从饮食上补充身体所缺的营养素，提高免疫力。当然，备孕女性同时还要补充叶酸
	运动是让身体强壮的最好、最健康的方法，而且贵在坚持
	即便是女性，在怀孕后也可以进行适当的运动，帮助以后顺利分娩。这时不仅要避免感冒，还要避免其他一切疾病，就连牙齿疾病也要尽早治疗。要想早日怀孕，女性要准确知道自己的排卵期。所以，不妨试一些测排卵期的方法
	受孕时，心情和身体状态都要调至最佳状态，虽说造人不是件容易的事，但也别过于紧张。受孕也不是 100% 都能成功的，即便一次不成，下次继续努力即可，不必过于急躁

备孕，有多重要

备孕指的是孕前保健。据统计，孕产妇在怀孕生产期间发生的各种健康问题甚至死亡，多半是由孕前的心脏病、免疫系统疾病、精神疾病及肥胖等引起的，因此，孕前保健十分重要。

实践证明，计划妊娠能避免有害因素对胎儿的影响，从而实现优生优育。如果夫妻双方在受孕前没有计划，就无法在身体、心理、环境、季节等条件最佳的时期怀孕。只有身心都做好准备的夫妻，才更有可能孕育出健康的宝宝。所以，从现在开始有计划地做准备吧！

摒弃不良生活习惯，保持身心健康

近年来，受到环境污染、饮食结构复杂多样的影响，许多夫妻即使身体健康，也饱受不孕不育的煎熬。如果不具备健康的身心条件，就无法拥有健康的宝宝，因此在受孕之前，要把自己的身心调整到一个良好的状态。另外，不良的生活习惯也会导致流产、畸形儿等，因此，即使怀孕了也仍然不能放松警惕，绝不能心存侥幸。

根据自己的情况做好孕前准备

如果处于生育的最佳年龄段，那就赶快加入为人父母的行列吧！为避免因意外怀孕而手忙脚乱，在怀孕前最好做一个详细的计划，这样不仅可以将夫妻双方的身心调整至最佳状态，还能使他们有足够的时间做好为人父母的准备，迎接宝宝的到来！当然，具体的孕前准备计划是根据个人的身体状况、工作经历和所处的环境决定的。

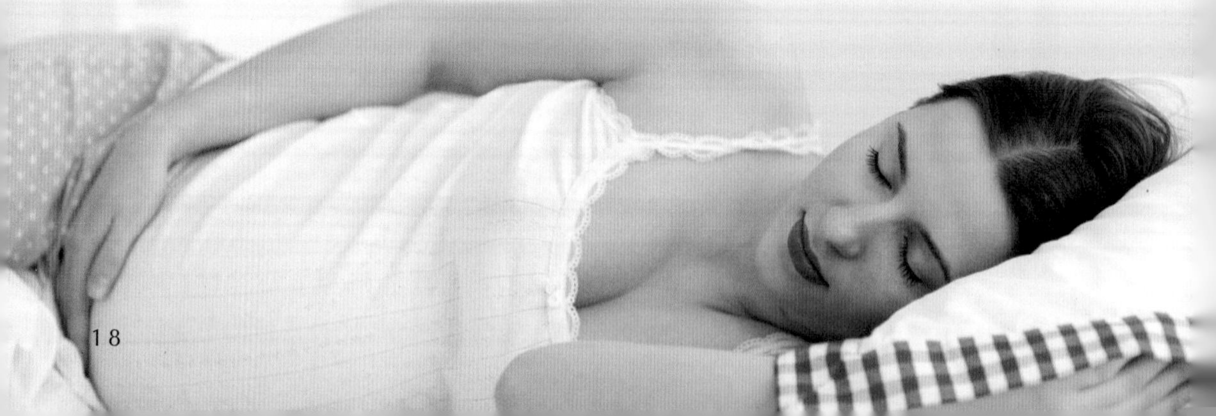

提前 6 个月 ~1 年制订备孕计划

在制订备孕计划之前，需要先确认女性的健康状况，要将其身体调养至最佳状态再进行受孕。

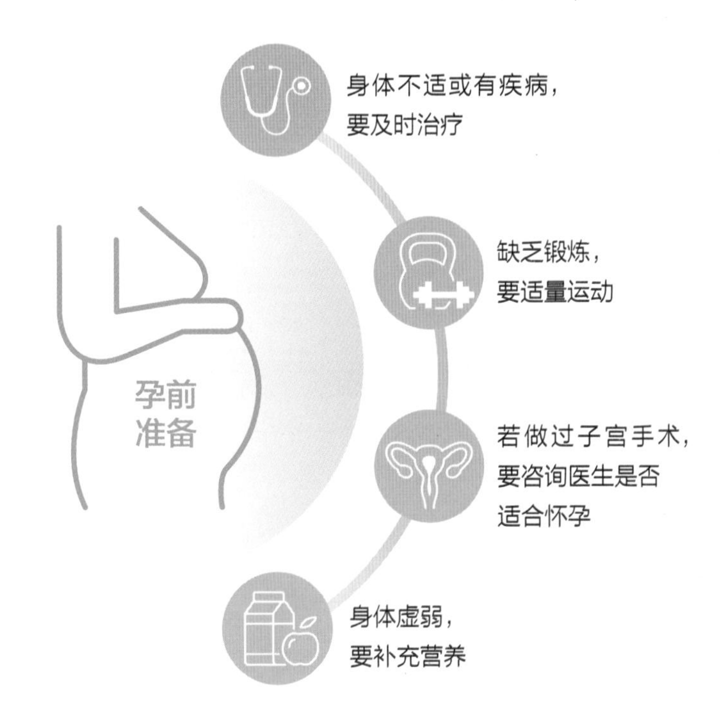

孕前准备，夫妻要做什么

孕产妇专家认为，要想生育出健康可爱的宝宝，首先要保证夫妻二人的身心健康。做爸爸妈妈之前，要做到以下几点：

1. 保证身体各器官功能正常。与生殖能力密切相关的生殖器官的健康是必不可少的。此外，影响生殖能力的其他器官也必须是健康的。

2. 精神要放松，保持平和。压力是怀孕最大的“拦路虎”，每个想要怀孕的人都承受着不同程度的压力，能否克服压力决定着是否能够成功怀孕。在克服压力的过程中，心理准备是非常重要的，在怀孕这件事上，要保持心口一致，口头上强调自己很想生孩子，潜意识里却对分娩、养育孩子忧心忡忡的人是很难怀孕的。

放松心情来备孕，“好孕”水到渠成

紧张、焦虑、心理压力大也会引起不孕

很多人在备孕阶段压力大，紧张焦虑，结果往往会适得其反。焦虑、抑郁的情绪不仅会影响精子或卵子的质量，使得受孕艰难，而且会影响女性的激素分泌，即使怀孕了，也会使胎儿不安、躁动，影响胎儿的生长发育。因此，在这种情况下，最好暂时避孕。

备孕夫妻一定要保持心情放松。可以参加比较舒缓的瑜伽课程，也可以通过健身来缓解压力，调节心情。同时，也要多掌握一些怀孕知识，不要因为不懂而乱了阵脚。

压力过大会导致假性怀孕

有些女性结婚后，恨不得马上怀孕，可是天不遂人愿，备孕很长时间也没怀上，还受到长辈的过多“关心”，看着别人抱着可爱的宝宝，心里越发地羡慕。每天朝思暮想，有可能导致下丘脑及垂体的功能紊乱，月经停闭，出现挑食和呕吐现象，这叫“假性怀孕”，是心理因素在作怪。

备孕夫妻不能仅凭停经就判断成功怀孕了，有时突发停经也可能是妇科疾病造成的。因此要确定是否怀孕，最好去医院做一次检查。

缓解过大的心理压力

愤怒、悲伤等情绪会导致激素分泌失调，继而对卵子的发育造成影响，引起排卵障碍，而这些反过来又会造成更大的压力，由此产生恶性循环。这时要主动采取措施，避免压力侵袭。

Tips

反复进行深呼吸有助于消除紧张情绪、放松身体。当感觉有压力时，轻轻闭上双眼，用鼻子深深地吸气，再慢慢地从嘴里呼气，同时进行冥想。冥想时要坚信自己能静下心来，效果会更佳。

缓解压力的9个妙招
1 凡事尽量不要耽搁延迟
2 学会分配任务，将手中的事情细分后按重要程度分别处理
3 每天都做深呼吸
4 尽量保持乐观的心态
5 有困惑时及早倾诉
6 善于整体规划，主动应对各种琐事
7 懂得适时说“不”
8 多畅想一下美好的未来
9 适当进行娱乐休闲活动

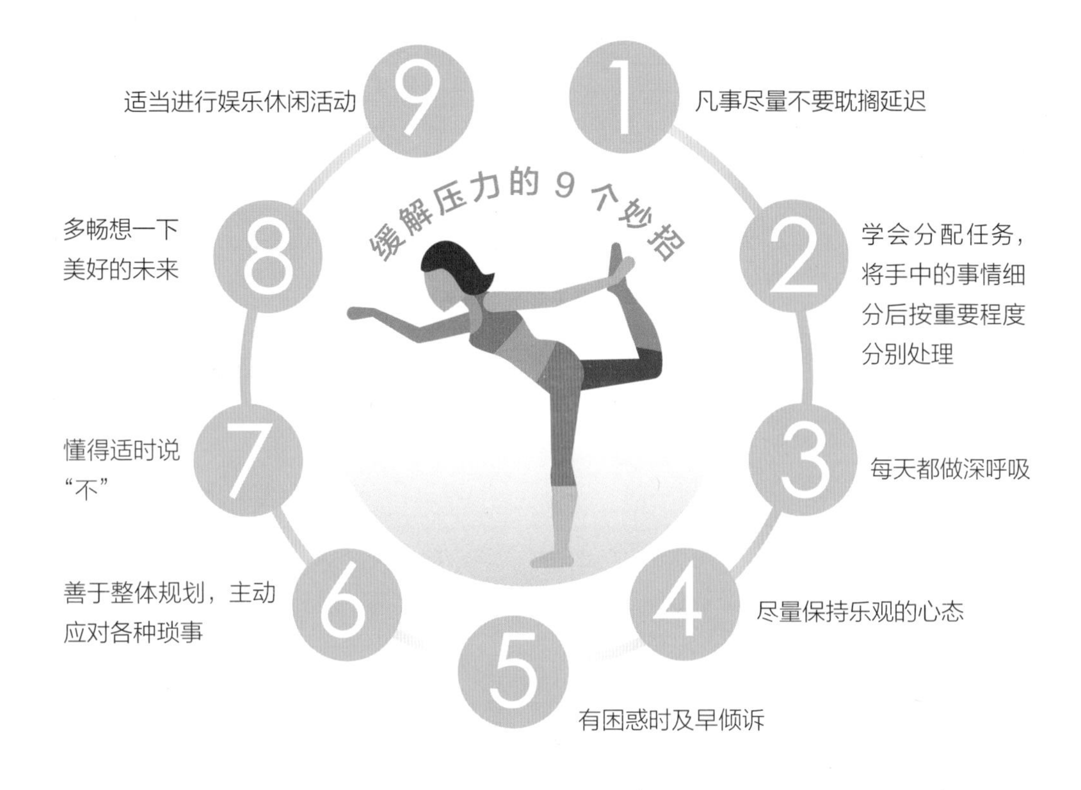

别把怀孕当成唯一的“正事儿”

越来越多的人认识到，压力大、生活不规律、生活节奏太快会影响受孕，因此一些经济条件比较稳定的家庭，会让妻子找个闲职或干脆辞职，专门在家等着“造人”。但是，调查结果显示，这种女性往往更容易患上“备孕期心理焦虑症”。

因此，备孕女性不要把怀孕这件事看得太重，切忌把怀孕当作唯一的“正事儿”。为了迎接宝宝的到来，可以适当减少出差、加班的次数，但是不要没有自己的生活。

协和专家告诉你

备育男性的焦虑心情一样影响好孕

一旦准备要宝宝，有些备育男性比妻子还要焦躁不安，担心是否怀得上、怀上了是否能坐住胎、是否能顺利生产、孩子是否会健康等。这样不健康的情绪虽然可以理解，但会影响精子质量，并且会将坏情绪传染给妻子。因此，如果双方决定要宝宝，备育男性一定要进行自我心理疏导，不要在精心呵护备孕妻子的同时，让自己的心绪失了淡定。

孕前进行遗传学咨询，是优生的第一步

孕前为什么要进行遗传学咨询

虽然现在畸形儿的出生率比较低，但每对夫妻都有生畸形儿的可能。备孕夫妻应事先做好遗传学咨询，了解生畸形儿的可能性有多大。如果女方年龄超过 35 周岁，或夫妻一方有遗传病，或女方有 2 次或 2 次以上自然流产史或致畸药物接触史，那么进行遗传学咨询就尤为重要。

遗传学咨询可以解决的问题有：

可以了解如果夫妻一方有遗传病或先天畸形，后代的发病概率有多大

可以了解如果已经生育过一个遗传病患儿，下一胎的患病概率有多大

可以对有智力障碍的夫妻所生育的后代进行智力发育预测

遗传学咨询应在什么时候做

婚前检查咨询

进行遗传学咨询，宜早不宜迟。若知道自己的家族中有遗传病史，应在婚前检查时如实告诉医生并进行咨询，以便通过对双方染色体进行检查来判断婚后是否会生畸形儿。

孕前咨询

夫妻双方中的一方有遗传病家族史或已生过一个先天性畸形儿的，应在准备怀孕前去咨询。有的遗传病与环境、季节有关系，医生会对何时怀孕较有利提出具体意见；有些遗传病要在孕前做必要的治疗，服用的一些药物可能会对胎儿发育不利。

孕早期及时咨询

怀孕后 1~2 个月时应去咨询，最晚不要超过 3 个月。孕早期咨询，医生可以通过询问病史，做必要的检查来判断胎儿是否正常。如果正常，仍需要继续观察胎儿发育情况；如果异常，早期流产手术对孕妈妈身体的影响会小些。

必须进行遗传学咨询的夫妻

夫妻类型	原因分析
35 周岁以上的高龄产妇	年龄越大，卵子越老化，发生染色体错位的概率越高，生育出染色体异常患儿的可能性也会相应增加
夫妻一方为平衡易位染色体携带者	如果通过染色体检查，查出夫妻一方是平衡易位染色体携带者，则可以考虑在怀孕后进行产前遗传学诊断，防止患病儿出生
有习惯性流产史的女性	有习惯性流产史的女性体内染色体异常的概率比一般人高出几倍，如果女性有连续流产史，胎儿就会从亲代那里继承缺陷基因，患遗传病的可能性就会大大增加
已生育过唐氏综合征和常染色体隐性遗传病患儿的女性	已生育过唐氏综合征患儿的女性，其下一胎患唐氏综合征的概率增加。已经生育过一个常染色体隐性遗传病（如白化病、先天性聋哑、侏儒症等）患儿的女性，其下一胎患病的概率为 25%
女性为连锁疾病（如血友病）患者	生出的男宝宝全部是该病的患者，女宝宝则是该病基因的携带者
夫妻一方经常接触放射线或化学药剂	放射线和化学药剂对优生的影响较大，从事这一行业的夫妻应向专家具体咨询

什么是伴性遗传病

伴性遗传病就是伴随性染色体异常的遗传病，是与性别有关的遗传性疾病。目前人类共有 190 多种伴性隐性遗传病，如白化病、色盲、肾性尿崩症等；有 10 多种伴性显性遗传病，如佝偻病、遗传性肾炎等。

伴性遗传病的遗传是有科学规律的，隐性遗传多数为母传子，显性遗传全为父传女。

选择胎儿性别，预防 X 伴性显性遗传病

一些性状或遗传病的基因位于 X 染色体上，其性质是显性的，这种遗传方式称为 X 伴性显性遗传，这种疾病称为 X 伴性显性遗传病。

X 伴性显性遗传病的发病存在性别差异，虽然不管男女，只要存在致病基因就会发病，但因显性致病基因在 X 染色体上，且女性有两条 X 染色体，故女性的发病率高于男性。

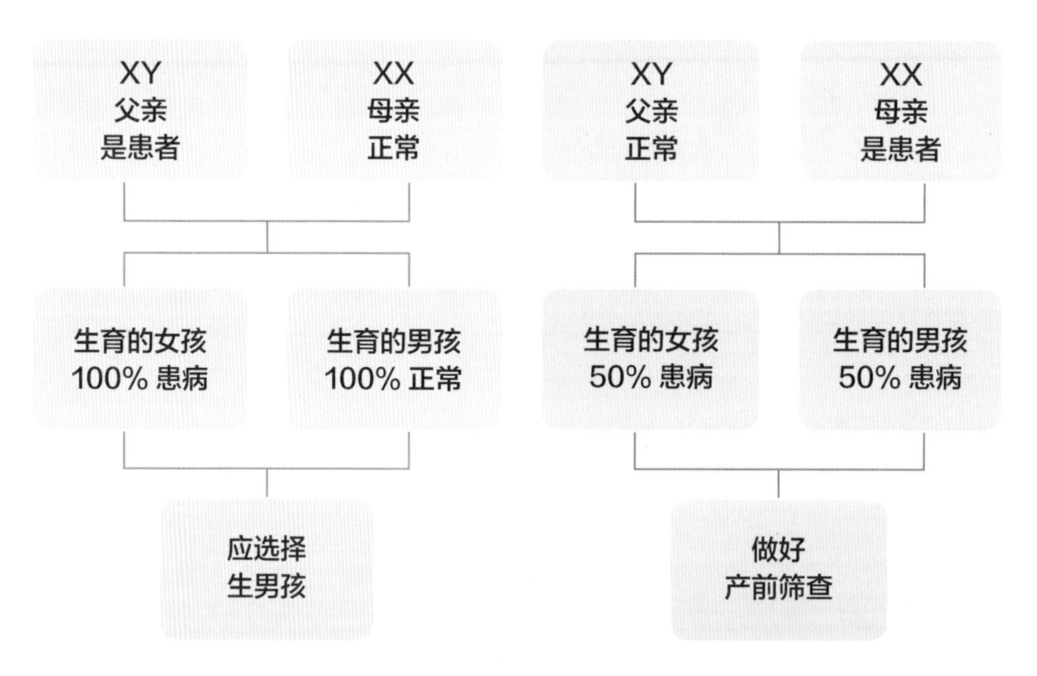

从优生优育的角度来看，这类夫妻除了要做常染色体显性遗传病产前检查，还应做性别鉴定（超声波检查、性染色体检查等）。选择胎儿性别，可预防遗传病发生。

选择胎儿性别，预防 X 伴性隐性遗传病

X 伴性隐性遗传病是由位于 X 染色体上的隐性致病基因引起的。X 伴性隐性遗传病的发病存在明显的性别差异。

携带者表现正常，外表看不出来，因此，在 X 伴性隐性遗传病家系出生的女孩，怀孕后须接受产前检查，根据产前检查结果选择性别生育。

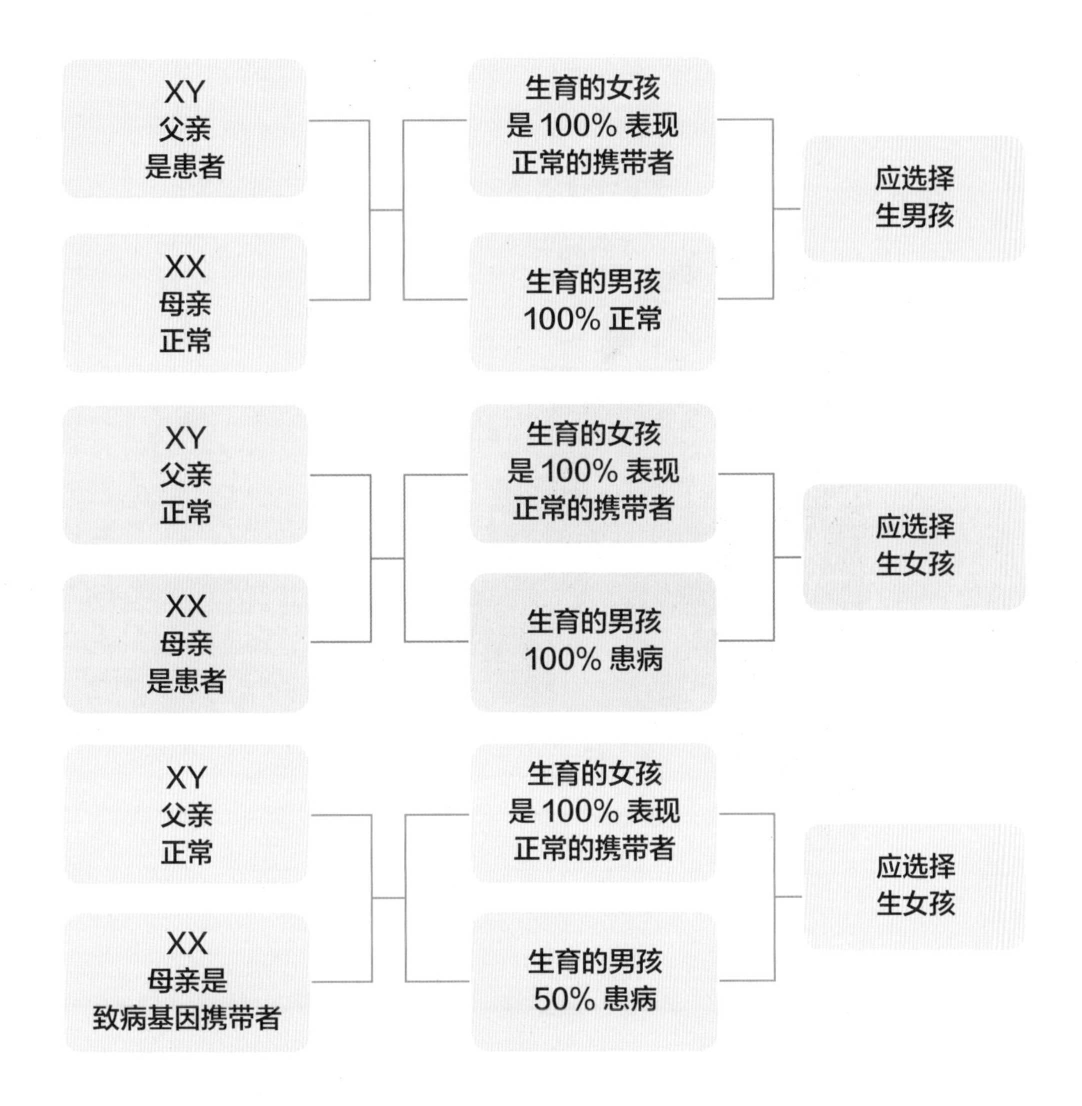

选择胎儿性别，预防 Y 伴性遗传病

这类遗传病的致病基因位于 Y 染色体上，X 染色体上没有与之相对应的基因，所以这些基因只能随 Y 染色体传递，由父传子、子传孙，如此世代相传，因此也被称为“全男性遗传”。

到目前为止，仅发现 Y 伴性遗传病 10 余种，这主要是因为 Y 染色体很小，其上的基因有限。这类遗传病没有显、隐性的区别，只要是 Y 染色体上有致病基因的男子，就会发病。因此，应选择生女孩。

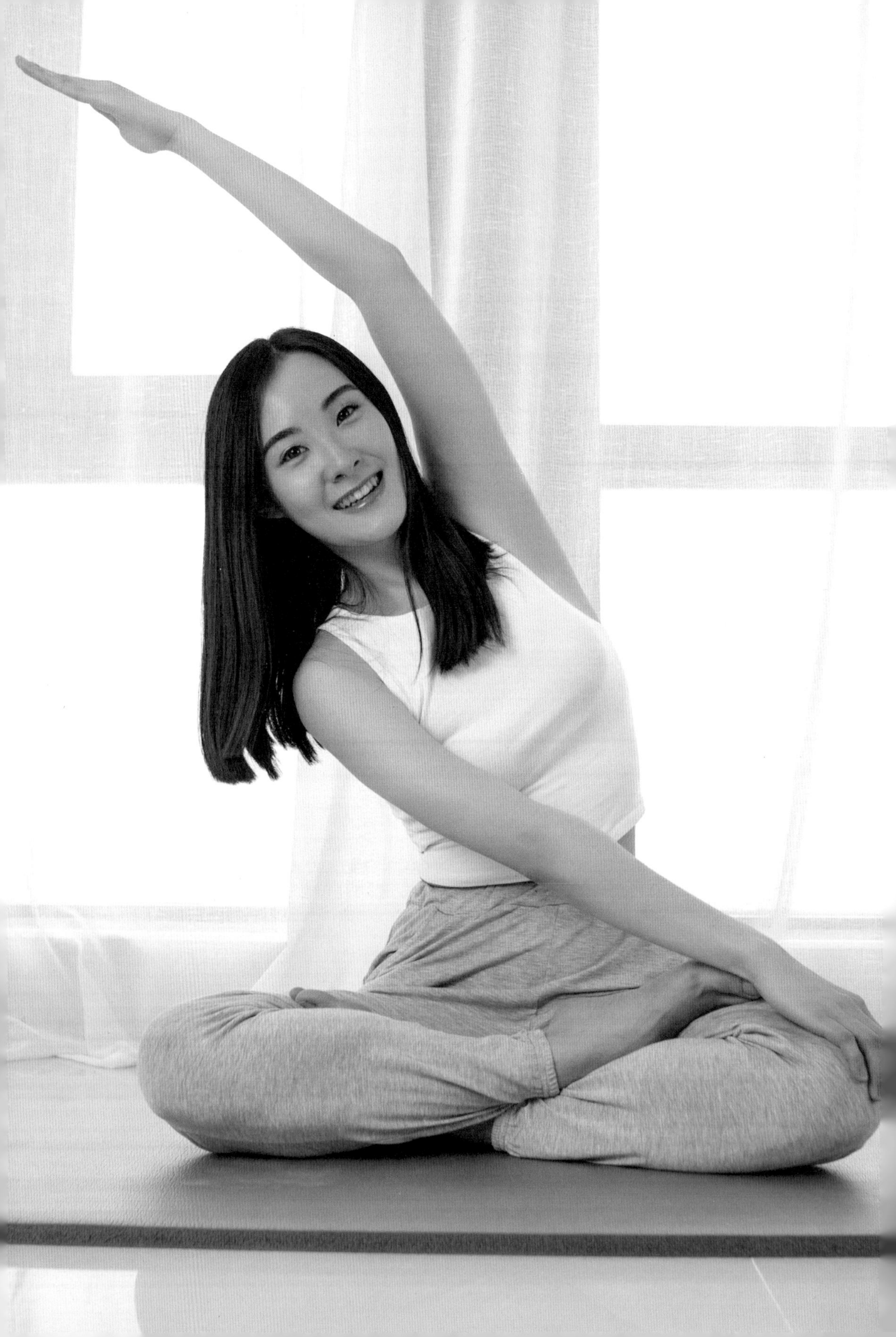

Chapter 1

想要个健康宝宝，妈妈需做哪些准备

卵巢是卵子发育的摇篮，卵巢养护好，女性才能拥有高质量的卵子，才有利于优生优育。卵巢的养护要从健康的生活方式入手。

子宫是胎儿生长发育的场所，备孕女性可以从饮食、运动、日常生活方面调养子宫，为胎儿营造温暖舒适的“家”。

大多数育龄女性会受到常见妇科病的困扰，这些疾病有时候会影响生育能力，但只要注意调养，生育能力大多会恢复。

养护
卵巢

调控女性身心变化的 28 天生理周期

规律的月经预示着女性的身体是健康的。随着激素的变化，月经周期分为月经期、卵泡期、黄体前期和黄体后期 4 个阶段。

月经期

从经血流出的第一天计算，约 7 天，属于月经期。一般来说，第一天经血量不多；第二、第三天经血量增多，特别容易“霸气侧漏”，需要准备大尺寸的“姨妈巾”，以防万一；第四天以后经血量逐渐减少，直到干净为止。

月经期小档案

1	2	3	4	5	6	7
8	9	10	11	12	13	14
15	16	17	18	19	20	21
22	23	24	25	26	27	28

- **起止时间：**月经来后第 1~7 天
- **身体状况：**血液循环差、体温降低、抵抗力差
- **心理状况：**情绪低落
- **皮肤状况：**干燥、敏感、代谢缓慢
- **受孕可能性：**无
- **调养重点：**把身体里的经血排出去，排得越干净越好
- **特别注意：**月经期身体会流失大量的钙和铁，因此要多吃点能补铁、补钙的食物
- **建议：**多休息，饮食以清淡为主，适当吃点滋补食物，补充体力

卵泡期

月经来后第 8~13 天属于卵泡期。此期间受到卵泡刺激素（FSH）的影响，女性体内的雌激素水平逐渐升高，卵泡逐渐成熟，子宫内膜逐渐增厚。卵泡成熟后会排卵，没有成熟的卵泡则自行萎缩。

卵泡期小档案

1	2	3	4	5	6	7
8	9	10	11	12	13	14
15	16	17	18	19	20	21
22	23	24	25	26	27	28

- **起止时间：** 月经来后第 8~13 天
- **身体状况：** 处于最佳阶段，体态显得轻盈
- **心理状况：** 心情愉悦、充满自信
- **皮肤状况：** 光泽有弹性，气色好
- **受孕可能性：** 逐渐提高
- **调养重点：** 要根据体质慢慢补充经期流失的血；为了促进卵子顺利排出，要放松身心、适量运动、均衡饮食，也可吃点补气的食物
- **特别注意：** 此时许多水分与废弃物都已排出体外，新陈代谢速度很快；此时若同房，可以增加受孕机会
- **建议：** 多补充必要的营养素，调整生活作息，不过度节食，饮食与运动双管齐下，达到补益与瘦身双兼顾的效果

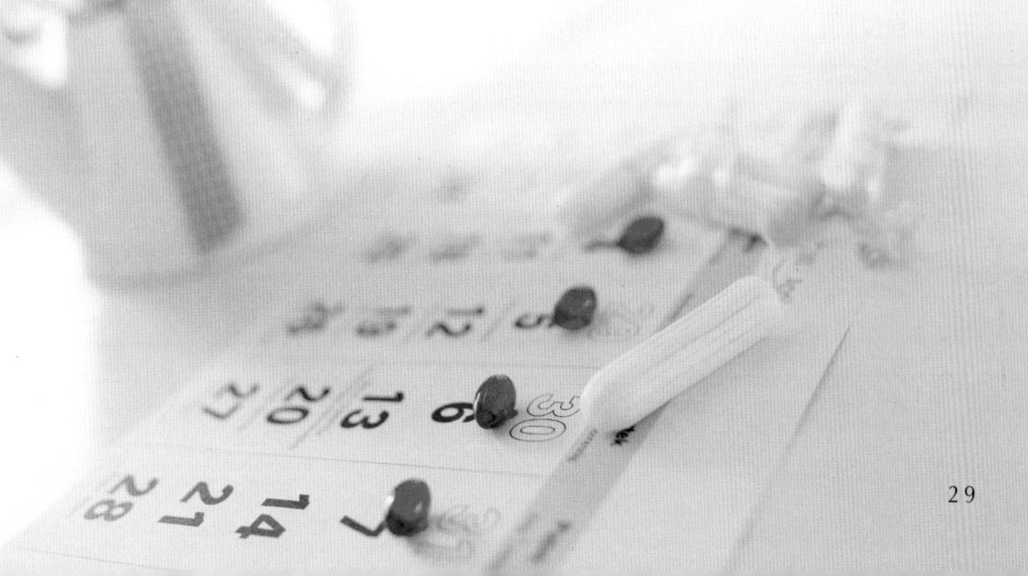

黄体前期

黄体前期也叫排卵期，所谓的排卵期并不是说这一时间段都在排卵，而是说在这个时间段的某一点，卵子可能会排出。

排卵前的 24 小时，女性体内的黄体生成素水平会突然升高。黄体生成素水平突然升高的 24 小时后就是排卵的时刻，所以可以通过检测血液中的黄体生成素来计算排卵时间。

黄体前期小档案

1	2	3	4	5	6	7
8	9	10	11	12	13	14
15	16	17	18	19	20	21
22	23	24	25	26	27	28

- **起止时间：**月经来后第 14~21 天
- **身体状况：**开始进入敏感期，可能有轻微不舒服出现
- **心理状况：**紧张，情绪不稳定
- **皮肤状况：**慢慢进入警戒期，皮脂分泌开始不平衡
- **受孕可能性：**高
- **调养重点：**以行气活血的方法促进卵子排出；排卵后仍然要多吃一些补气的食物，气足就能推动血行，使营养送达全身
- **特别注意：**第 14~15 天这两天最容易受孕，无论是怀孕还是避孕，都要算准日子；这个阶段一定要改掉坏的生活习惯，不仅是为了怀孕，更是为了奠定以后的健康基础
- **建议：**女人养生的重点就是养好子宫与卵巢，顺利排卵、能够孕育下一代，是女人青春的象征

黄体后期

月经来后第 22~28 天，即下次月经来潮的前一周，便是黄体后期。孕激素的分泌在黄体后期达到高峰，但若没有成功受孕，孕激素、雌激素水平会随之下降。少了孕激素的支持，原本充血增厚的子宫内膜就会开始剥落，下一次的月经就来报到了。

黄体后期小档案

1	2	3	4	5	6	7
8	9	10	11	12	13	14
15	16	17	18	19	20	21
22	23	24	25	26	27	28

- **起止时间：** 月经来后第 22~28 天
- **身体状况：** 新陈代谢变差，出现水肿、便秘等经前期综合征
- **心理状况：** 情绪最不稳定，敏感焦躁
- **皮肤状况：** 油腻、毛孔粗大，易形成青春痘、黑斑
- **受孕可能性：** 低
- **调养重点：** 要以平常心对待，以控制食欲、消除水肿为原则
- **特别注意：** 无论你有多健康，经前期综合征都可能找上你
- **建议：** 靠正确的饮食补气，不要逞口腹之欲

规律的月经是这样的

月经是很规律的，从第一天出经血开始直至下次月经再来的总天数，是月经周期，正常的月经周期在 25~35 天，平均 28 天。但是也有个别女性 40 天来一次月经，只要有规律性，均属于正常情况。另外，月经周期容易受多种因素影响，提前或错后 3~5 天也是正常现象。

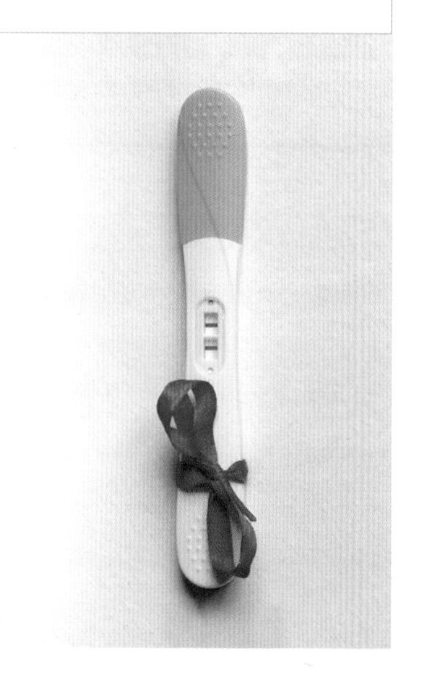

内分泌正常，
是孕育宝宝的基本保证

性激素正常分泌是正常排卵的必要条件之一

性激素除了可以使女性皮肤更加细腻、身体曲线更加突出，最重要的作用便是使妊娠过程顺利进行。性激素是雌激素与孕激素的统称，这两种性激素接受大脑的调节，在女性体内按照一定规律周期性分泌，任何原因（如下丘脑－垂体调节功能不良等）导致的激素分泌异常，都会对女性妊娠造成一定影响。

两种重要的性激素

	雌激素（卵泡激素）	孕激素（黄体激素）
作用	● 使子宫内膜增厚 ● 使女性第二性征更加明显，皮肤充满弹性，秀发飘逸 ● 预防骨质疏松 ● 抑制脂肪增长	● 使受精卵更易于着床 ● 妊娠过程中保护胎儿顺利生长 ● 使体温上升 ● 使面部、身体出现水肿现象
分泌较多的时期	月经期后到排卵前	排卵后到月经期前

控制月经周期的女性基础性激素——雌激素

雌激素是女性体内最重要的性激素，控制着女性的生殖系统，同时也控制着月经的循环过程，这一切都是从卵巢中的一个或几个卵泡发育开始的。随着卵泡慢慢长大，女性体内的雌激素慢慢增加，使得子宫内膜增生、加厚。通俗地说，子宫内膜是“播种”必需的“土壤”，雌激素使得子宫内膜出现增殖期的转变，如同为土壤施加肥料。

怀孕不可或缺的性激素——孕激素

孕激素的作用

孕激素是怀孕不可或缺的激素。在女性的月经周期中，孕激素的拮抗避免了雌激素对子宫内膜的长期刺激，从而避免了子宫内膜出现过度增生的情况。排卵后期，由于孕激素的撤退，女性形成了有规律的月经。同样，由于孕激素的作用，子宫内膜出现分泌期的变化，为受精卵着床建立起适宜的环境。如果女性的月经周期出现紊乱，时而大量出血，时而闭经，就应该想到可能是受孕激素影响的无排卵月经。怀孕后，孕激素封闭了细菌入侵的通道，使细菌无法侵害胚胎，更重要的是，使子宫保持稳定状态。

孕激素缺乏会怎样

孕激素缺乏时，子宫受雌激素的长期刺激，首先会有内膜过度增生的危险；其次，由于雌激素只有水平波动，而没有规律性撤退，所以子宫内膜随着它的波动而不断出现脱落和修复的交叉现象，会引起不规则的子宫出血。怀孕后孕激素缺乏，会有流产或胎停育的风险。

不孕症，与孕激素分泌有关

孕激素是与孕育宝宝关系十分密切的一种激素，排卵不正常或泌乳素水平偏高都会导致孕激素分泌不足。孕激素分泌失调，会使子宫内膜发育不良，受精卵因而无法顺利着床，容易流产。孕激素分泌不足不仅会使女性无法成功受孕，还会让女性饱受月经不调的困扰，经期变长、失血过多，甚至因此出现贫血。

总之，女性排卵、受精卵着床、胎儿的成形与成长、母乳喂养，都要靠孕激素协助。因此，孕激素对女性来说是很重要的一种激素。

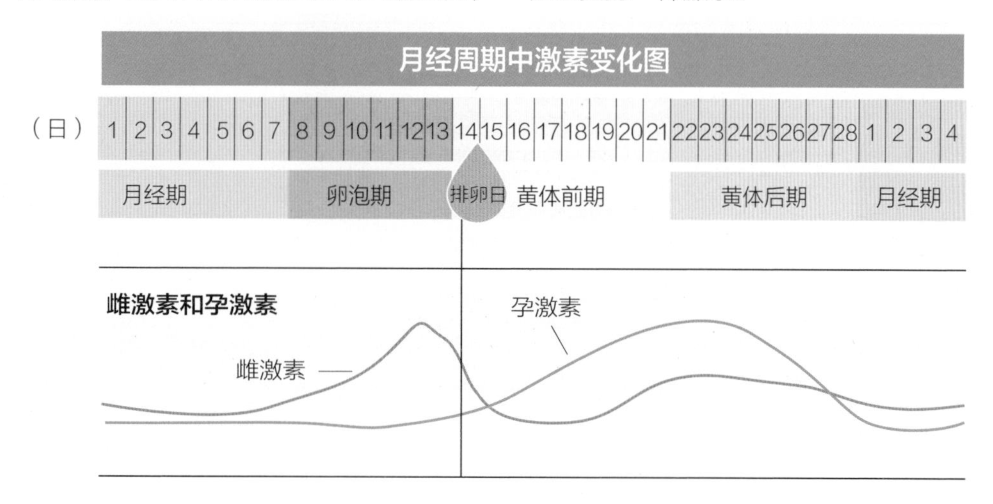

优质卵子的孕育
必须基于健康的卵巢

想受孕，先要有正常的卵巢功能

女人最重要的不是外表看到的脸，而是看不到的卵巢。因为女性如果不能排出健康的卵子，就不能孕育新生命，不能成为母亲，而且卵巢的衰老也是女性衰老的象征，因此，女性卵巢显得尤其重要。

女性不孕或早期流产与卵巢功能有关

女性不孕的原因中，“卵巢功能不全”占了 30%~40%，无排卵就无法怀孕。另外，由于早期怀孕过程必须依赖黄体酮支持，而黄体酮的主要来源是卵巢的黄体，因此，如果怀孕的第 7~9 周没有足够的黄体酮，就很容易发生早期胚胎流产。

卵巢功能受哪些因素影响

影响因素		症状
妇科因素	多囊卵巢综合征	临床上有月经异常、不孕、多毛、肥胖等症状。诊断要结合临床的综合表现，如长期不排卵、雄激素水平过高等，做激素水平（卵泡刺激素水平、黄体生成素水平）检查和超声波检查，并排除其他疾病
	子宫内膜异位症	患者通常有痛经、性交痛、慢性下腹部疼痛等，易导致盆腔粘连，从而出现不孕或早期流产
	盆腔炎	会有阴道不正常分泌物与下腹部疼痛，严重的还会有卵巢、输卵管脓肿及盆腔粘连
非妇科因素	高龄	女性的年龄超过 35 周岁
	疾病及其他	如垂体及下丘脑肿瘤、肥胖、肾上腺功能异常、甲状腺疾病、糖尿病、过度运动、生活压力过大等

卵巢也会早衰

卵巢早衰指女性 40 周岁前由于卵巢内卵泡耗竭或医源性损伤而发生的卵巢功能衰竭。卵巢早衰以低雌激素水平及高促性腺激素水平为特征，表现为继发性闭经，常伴有围绝经期症状。

为什么卵巢会早衰

1. 与遗传因素有关，母亲与女儿、姐妹之间的绝经年龄相近。
2. 自身免疫疾病破坏卵巢组织和功能。
3. 月经初潮越早，衰退越早。
4. 受越来越多的环境污染和辐射影响。
5. 受高危因素影响，如压力太大、情绪不好。
6. 做过卵巢囊肿手术，可能破坏了卵巢组织。

养护卵巢要从生活细节做起

一些女性养成了很多不良生活习惯，这也是导致卵巢早衰的重要原因之一。有着良好的、健康的生活习惯的女性，会比有着不良生活习惯的女性年轻漂亮，衰老的脚步也会慢一些。

保证适量运动，保持充足睡眠

早睡早起不熬夜，保证充足的睡眠，保证适量运动，经常进行像散步这样的运动，不要久坐。

吸烟有害卵巢

不碰烟酒，尤其是烟。吸烟对卵巢伤害特别大，严重者甚至会导致更年期提前。

和谐的性生活

和谐的性生活能推迟卵巢功能退化。

饮食调养很重要

不饮冷饮，不吃生冷食物，按时进食，多摄入富含维生素的水果和蔬菜，多吃豆制品等富含植物雌激素的食物，这些都有助于保养卵巢。

心情愉悦，学会自我调节

女性气郁容易导致气血不通，卵巢的健康也会受影响。因此，要保持心情愉快，学会自我调节情绪。可以通过练习瑜伽，达到心理和生理上的调养，从而保养卵巢。

孕育优质卵子，有“秘诀”

卵子质量决定了女性能否有正常的生殖能力，卵子质量差不利于优生优育，也易导致流产、胎停育等情况发生。提高卵子质量有“秘诀”，那就是生活方式要健康。

补铁，为卵子提供营养

女性为什么要补铁

正常情况下，女性每次月经的失血总量为 20~60 毫升。月经期损失的铁必须从饮食营养中得到补充。女性在月经期的每日需铁量为 18 毫克，而那些经血量过大和月经紊乱的人，每天铁的需求量就更多些。平时如果不重视补铁，女性可能会出现缺铁性贫血；而且，这种女性的贫血常常在治愈后反复发作。

怎么补铁有方法

在平时的膳食中注意补充铁，可以适当多吃动物血、猪肝、瘦肉、鱼类和海鲜等含铁丰富的食物。

如果已经出现了贫血，并经诊治明确了是由于慢性失血造成的缺铁性贫血，就可以服用补铁药物。

需要注意的是，有很多缺铁性贫血的患者并不是因为平时摄取的铁元素不够，而是因为机体对铁的吸收不好，这种情况需要去咨询相关专家，在专家指导下治疗

卵泡发育时忌吃生冷、冰镇的饮食

在卵泡发育的时候，或者准备怀孕的时候，最好不吃生冷、冰镇的东西。要多吃一些瘦肉、鸡蛋等含优质蛋白质的食物。

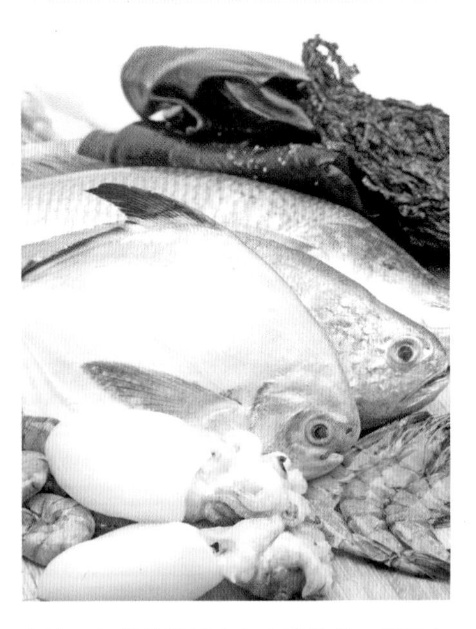

鱼类、虾类等海鲜含有丰富的铁，备孕女性可以适当多吃。

贫血。对于备孕的女性来说，多吃富含铁元素的食物，会让卵子更健康。

豆制品让卵子“肥肥的”

豆腐、豆浆等豆制品中含大量植物蛋白质，会让卵巢更结实，卵子更健康。

吃豆腐时尽量煮着吃，煎豆腐的食用油中含不饱和脂肪酸，会破坏植物蛋白质的活性，让营养减分。每天吃一小盘豆腐（100 克左右）即可，过量食用植物蛋白质会给肾脏带来负担。

远离止痛药或安眠药

服用止痛药

会降低卵子活性

服用止痛药的女性体内卵子活性比不服用止痛药的女性低 7%。止痛药会抑制大脑神经，长期服用会“迷惑”神经中枢，使其对卵巢发出指令的速度降低，卵子活性减弱。

服用安眠药

会造成暂时性不孕

安眠药会损害女性生殖功能，如安定、氯氮卓、丙咪嗪等，都会影响垂体中促性腺激素的分泌和下丘脑功能，造成月经紊乱或闭经，影响受孕，甚至造成暂时性不孕。如果女性在怀孕早期服药，还可能引起胎儿先天性畸形。

美容院的卵巢保养不可信

相关资料显示，美容院用于卵巢保养的精油良莠不齐，合格率不到 20%。美容师手上的精油渗入身体后，可能会影响内分泌，甚至降低卵子活性。因此，如果没有得到医学建议及产品保证，备孕女性要远离美容院的卵巢保养项目。

不可乱用药物促排卵

为了能够提高卵子质量，有些女性可能会去服用促排卵药物等。实际上，目前的药物只是针对某种疾病的特定治疗方案，与健康女性想要提高卵子质量的需求并不“对症”。盲目用药，不仅不能提高卵子质量，反而会影响卵子质量。因此，如果存在怀孕障碍，必须在医生指导下进行药物治疗。

想要卵巢健康卵子优，这些食材少不了

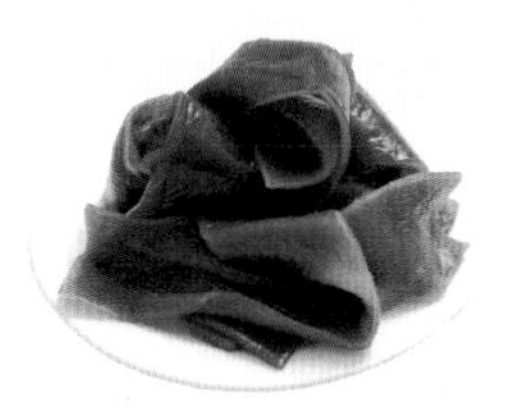

海带

功效 | **减少卵巢疾病发生**

海带性寒，味咸，归胃、肝、肾经。海带含碘丰富，碘是人体内合成甲状腺素的主要元素，可以促进卵巢的健康。而且，碘被人体吸收后，能帮助排泄有害物质，减少卵巢疾病的发生。

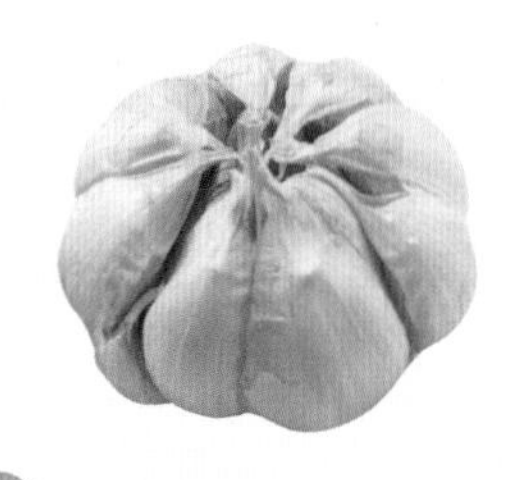

大蒜

功效 | **延缓卵巢细胞衰老**

大蒜性温，味辛，归脾、胃、肺经。美国研究者认为，大蒜是全世界最具抗癌潜力的食物，大蒜中的硒可抑制卵巢肿瘤细胞的生长。另外，大蒜中的辣素具有很强的杀菌能力，经常食用可防止伤口感染，防治感染性疾病。

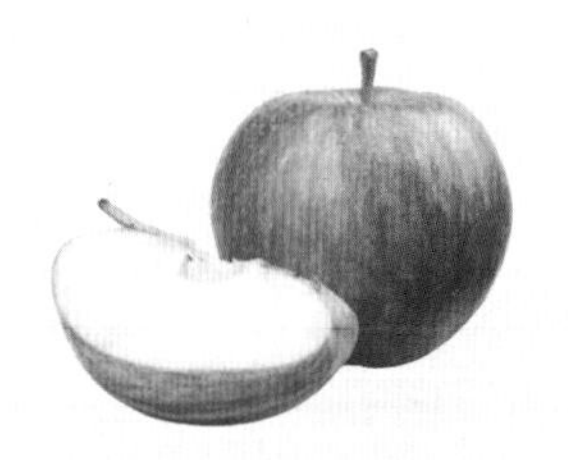

苹果

功效 | **保持卵巢功能旺盛**

苹果性平，味甘，归脾、胃经。苹果中独有的苹果多酚，有较强的抗氧化作用，可让卵巢处于功能旺盛的状态。苹果中的多糖、钾等物质，能够中和人体内过多的酸性体液，进而缓解卵巢疲劳。

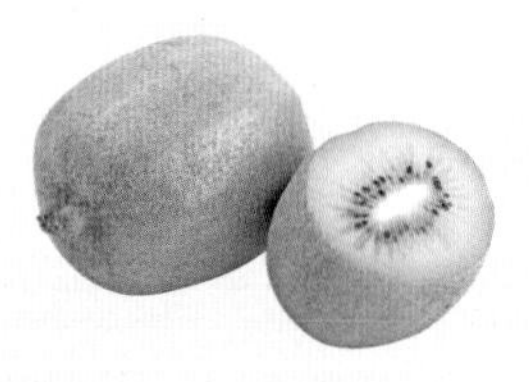

猕猴桃

功效 | **帮助卵巢保持青春**

猕猴桃性寒，味甘、酸，归胃、肝、肾经。猕猴桃中含有多种氨基酸、维生素和矿物质，特别是维生素 C 含量丰富，有助于抗氧化、防衰老、清洁卵巢、防癌抗癌，保持卵巢活力。

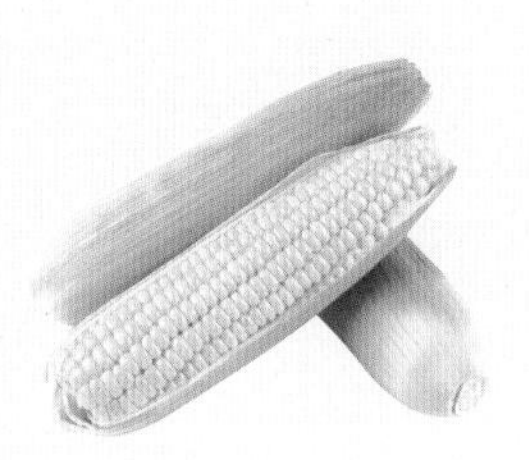

玉米

功效 | **延缓卵巢功能衰退**

玉米性平，味甘，归胃、大肠经，含有镁、硒等元素，对抑制肿瘤生长有一定的作用，常食能降低卵巢癌的发生概率。玉米中含有谷胱甘肽，在微量元素硒的作用下，会生成谷胱甘肽氧化酶，能够延缓卵巢功能衰退。

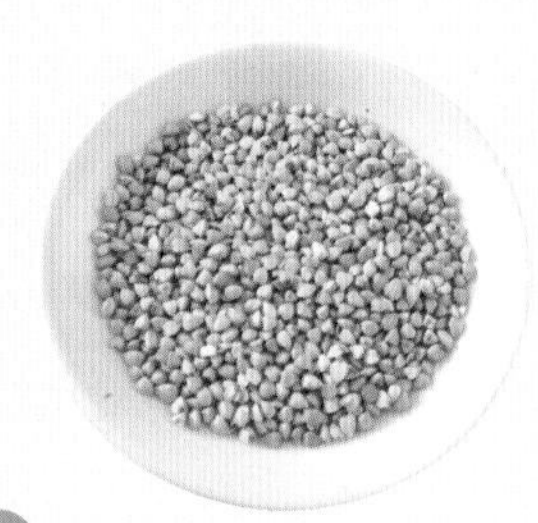

荞麦

功效 | **稳定卵巢功能**

荞麦性寒，味甘，归脾、胃、大肠经，其营养价值高于一般谷物。荞麦中含有烟酸，可以促进机体的新陈代谢，增强卵巢的解毒能力，预防卵巢肿瘤。荞麦中含有油酸、亚油酸，能够降血脂、软化血管，保障卵巢的血液流通。

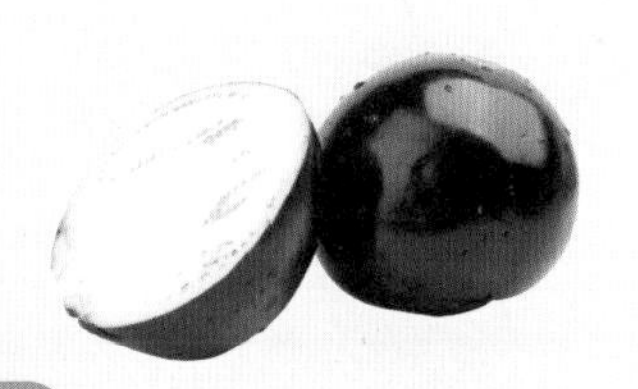

茄子

功效 | **预防卵巢癌**

茄子性凉，味甘，归脾、胃、大肠经。茄子中的生物碱能帮助抑制肿瘤细胞增殖，有预防癌症的作用。

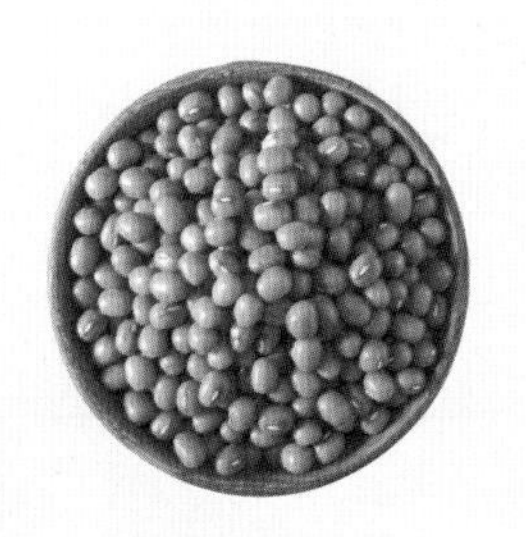

绿豆

功效 | **帮助卵巢排毒**

绿豆性寒，味甘，归心、胃经。绿豆中含有球蛋白类蛋白质、磷脂、B 族维生素，可以与重金属物质（如铅、汞、砷等）形成沉淀，帮助卵巢排出毒素。绿豆中的活性物质还具有抗氧化作用，对抑制癌细胞生长有一定功效，能够降低卵巢癌的发生风险。

养护
子宫

养护好孕育宝宝的子宫

子宫——胎儿生长的“暖房”

子宫是女性生殖系统中的重要器官，是女性独有的脏器，也是胎儿生长发育的场所。由于胎儿需要在这里生活 10 个月，因此，尽早了解子宫发育是否正常极其重要。通过了解子宫的发育状况，可以大体了解其他相关生理功能是否正常，如垂体、下丘脑、卵巢等器官是否有问题，有无排卵障碍，是否具备生育的基本条件等。

探秘子宫

子宫位于盆腔中部，在膀胱与直肠之间。其位置可随膀胱与直肠的充盈程度或体位而有变化。正常成年女性的子宫呈轻度前倾前屈位。子宫的形状为倒置三角形（或扁梨形），前面扁平，后面稍突出，宫腔深约 6 厘米。子宫上方两角为“子宫角”，通向输卵管；下端较窄，为“峡部”，呈圆柱状，长约 1 厘米，突出于阴道的上部。“峡部”在孕期会逐渐扩展，临产时形成子宫下段。

子宫的发育受何影响

子宫的发育受多种因素影响。正常情况下，当女性身体发育成熟后，子宫理所当然地具备了生育能力。但如果垂体、下丘脑、卵巢等器官发生了“故障”，子宫就会发育迟缓，甚至会丧失生育能力。

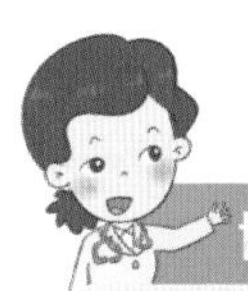

协和专家告诉你

子宫环境会影响孩子一生的健康

研究表明，子宫的环境对孩子的影响会持续到出生以后，甚至一直持续到其成年。

怀孕时母体有疾病或有很大压力，会影响胎儿在子宫内的发育，对胎儿细胞、组织、脏器的形成产生不良影响。

一项针对胎儿发育环境与成年疾病关系的研究表明，胎儿期受到过不良影响的群体，其成年后患心血管疾病和糖尿病的概率会大大增加。

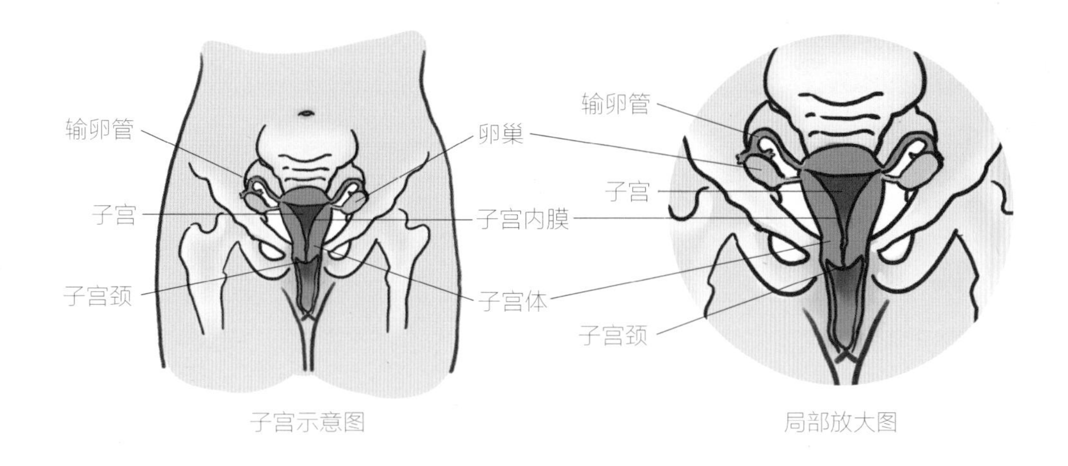

子宫示意图　　局部放大图

子宫内膜——孕育新生命的“土壤”

在雌激素与孕激素的作用下，子宫内膜在一个月经周期中会随着卵泡的生长而逐渐增生、变厚。子宫内膜厚度具体变化如下：

时间	厚度（毫米）	时间	厚度（毫米）
月经来潮前 3 天	8	月经来潮前 1 天	9
月经来潮前 2 天	8.5	月经来潮当天	11

排卵后，整个子宫内膜松软且富有营养物质，为受精卵的“种植”做好了充分准备。

孕激素是调控子宫内膜的主要激素，其作用如下：

1. 使子宫肌肉松弛，活动能力降低，有利于受精卵在子宫腔内生长发育。

2. 使增生期子宫内膜转化为分泌期子宫内膜，从而使子宫内膜腺上皮细胞分泌一种营养物质——糖原，为受精卵着床做好准备。

3. 使子宫颈口闭合，黏液减少、变稠，拉丝度降低。

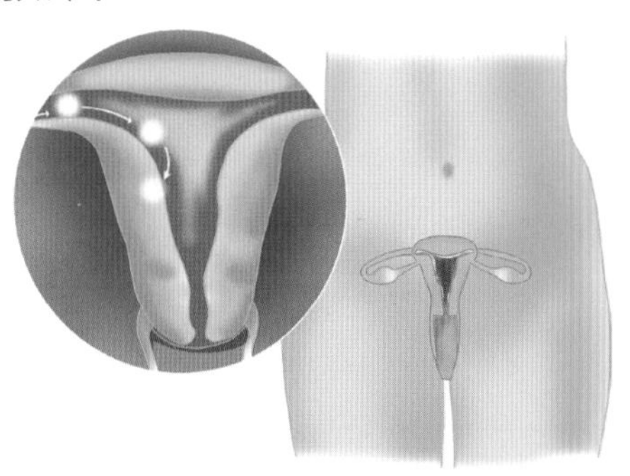
子宫内膜是孕育新生命的“土壤”

调理好宫寒，让胎儿“住”得舒服

宫寒会让胎儿失去“阳光的温暖”

子宫就像培育胎儿的土地，想要在土地上长出茁壮的庄稼，一定离不开阳光雨露——阳光给予温暖，雨露滋润大地。

《傅青主女科》中说：“夫寒冰之地，不生草木，重阴之渊，不长鱼龙。今胞胎既寒，何能受孕？”说的就是阴森寒冷的地方，寸草不生，没有生命力。可见子宫的温暖和滋润关系着胎儿的生长，而所谓的阳光和雨露，相当于肾阳和肾阴。

中医认为，肾阳不足，会导致宫寒不孕，阳虚停育。肾气不足、阳气不充盈，会直接影响胎儿的“居住环境”。

子宫有四怕，“幸孕”还需护好子宫

备孕女性要想顺利受孕，就必须维护好子宫的健康。子宫有四怕：

一怕反复行人工流产术，特别是在短期内重复进行，这对子宫的伤害很大。

二怕私自堕胎，易导致子宫破损或继发感染。

三怕性生活不讲究卫生，病原体经阴道进入子宫腔内，引起子宫内膜感染。

四怕性生活混乱，可能导致宫颈癌等疾病，从而导致不孕。

“寒则凝”，女人经不起寒凉

女性原本属于阴柔之体，阴气相对偏盛，脏腑的功能相对偏弱，更容易受到寒邪之气的侵袭。因此，只要到了秋冬季节，天气稍转凉，她们便会全身寒冷，这是典型的阳虚证（虚寒证），最明显的表现是手脚冰凉。

中医有“寒则凝”的说法，即气血受到寒气的侵袭，就会出现气血凝滞，导致整个人体的气血循环不畅。这样就会引起子宫气血不畅，从而导致“宫寒”，严重时会导致不孕。

这样辨别体内寒气

通过面色看寒气

- 面色白：大多为虚寒或失血所致。
- 面色萎黄、无光泽：脾虚、气虚、血虚或寒湿内停。
- 面色青：受寒、惊风、气血瘀滞。
- 颧骨周围嫩红：内寒深重的表现。
- 面色黑：肾虚有寒、瘀血水饮停聚。

通过痰可辨寒热

咳出的痰呈清稀、白色泡沫状，甚至像清水一样，一般属于寒证。

热水泡脚祛寒法

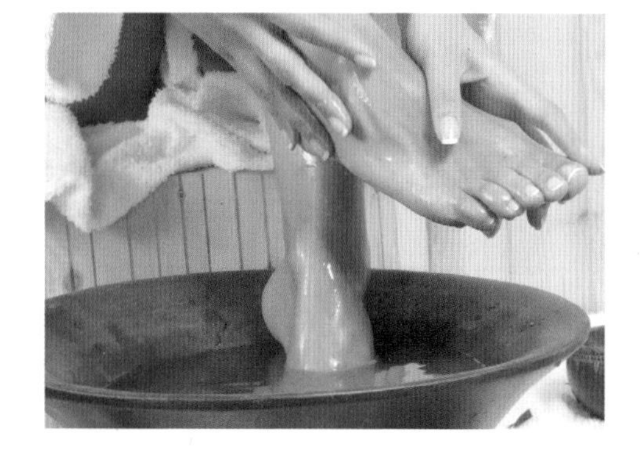

俗话讲“寒从脚下起”，是因为脚离人体的心脏最远，并且从心脏发出的血液，经长途跋涉流到脚部后，不仅血流速度减慢，血量也会减少。脚的皮肤薄，脂肪少，保暖性差，再加上没有充足气血的温煦，所以脚掌皮肤温度最低，也最容易受到寒邪的侵袭。

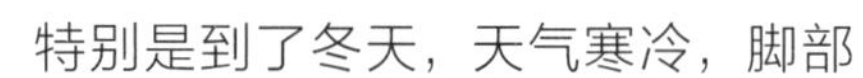

特别是到了冬天，天气寒冷，脚部更易受寒。坚持用热水泡脚有利于促进气血运行、疏通经络、解表散寒，能有效缓解手脚冰凉。在热水中加入生姜片、花椒等调料，会加强祛风散寒的功效。

宫寒女性要常搓脚心

中医认为，脚是人的第二心脏，搓脚心能刺激脚上的大部分穴位，有助于驱走寒气，令身体暖和，特别适合到了冬天的晚上，躺在被窝里手脚冰凉、怕冷、两脚不敢伸直、整夜蜷成一团的女性。

每晚洗脚后仰卧在被窝中，先把左脚伸直，脚背放平，用右脚心搓左脚背 100 次，然后把右脚伸直，脚背放平，用左脚心搓右脚背 100 次，以搓热为度。

坚持一个月，你或许就会发现自己不怕冷了，也不再失眠了。

调养子宫的黄金穴位

足三里穴：帮助受孕

足三里穴是足阳明胃经的主要穴位之一。中医认为，按摩足三里穴有调节机体免疫功能、调理脾胃、补中益气、扶正祛邪的作用。按摩足三里穴与后面介绍的几个穴位，有促进排卵的功效，对于气血虚弱、体质虚寒的女性，有提高受孕能力的作用。

具体位置：犊鼻穴下3寸[1]，胫骨前嵴外1横指处。

快速取穴：屈膝，找到外膝眼，即犊鼻穴，沿犊鼻穴向下用四指的宽度（食指、中指、无名指、小指四指并拢，以中指中节近端横纹为标准线）量出的3寸位置处即是该穴位。

按摩方法：用拇指抵住足三里穴，用力掐按3分钟，以有酸胀感为度。

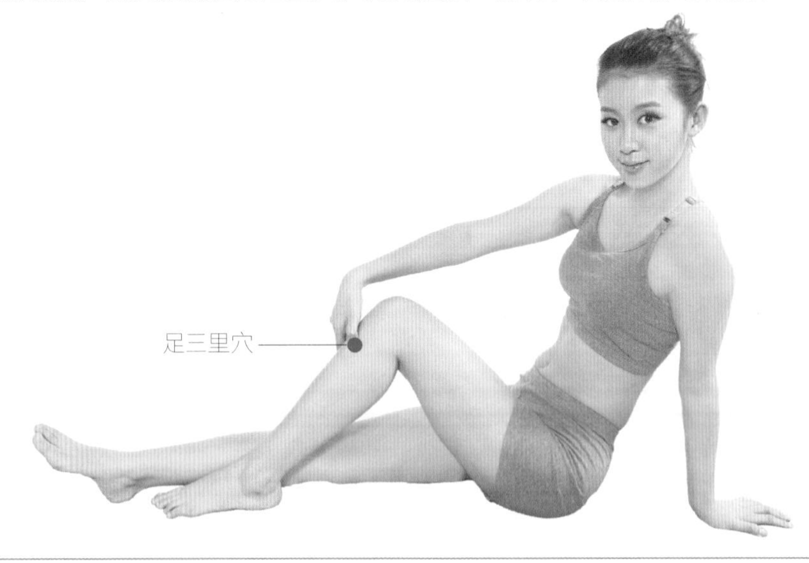

①本书均采用手指同身寸定穴法，即以被按摩者本身手指的分寸为度量选取穴位的方法。1寸为被按摩者拇指指间关节的宽度；2寸为被按摩者食指、中指、无名指并拢时的宽度；将被按摩者食指、中指、无名指、小指同时并拢，以其中指中节近端横纹为准，四指的宽度为3寸。

气海穴：温中回阳

气海穴又叫丹田，是元气汇集的穴位，可温中回阳，有“气海一穴暖全身”的说法，对维持生殖系统功能很重要。按摩此穴位可以治疗月经不调、子宫出血、经期腹胀、痛经等。男性按摩此穴，对治疗其性功能低下、早泄及体倦乏力等病症也有帮助。

具体位置： 前正中线上，脐下 1.5 寸。

快速取穴： 连接肚脐和耻骨画一条直线，分成十等份，距肚脐 3/10 位置处即是该穴位。

按摩方法： 用拇指或食指指腹按压气海穴 3~5 分钟，力度适中。

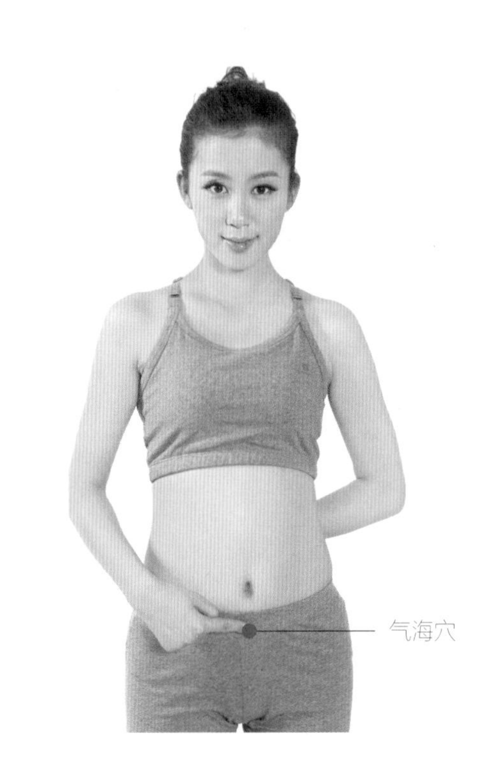

天枢穴：保暖补气

很多女性有生理期腹胀、腹泻的情况，可以通过按压此穴得到舒缓。平常按摩不仅可以滋养全身、温暖子宫，帮助女性瘦身，消除腹部脂肪，还有助于调理胃经、调节大肠功能、改善便秘、通便排毒，让女性远离痘痘及口臭。

具体位置： 肚脐两旁 2 寸之处，左右各一穴。

快速取穴： 拇指与小指弯曲，中间三指并拢，食指指腹贴在肚脐中心，无名指所在的位置即是天枢穴。

按摩方法： 用大拇指逆时针按揉 1 分钟。

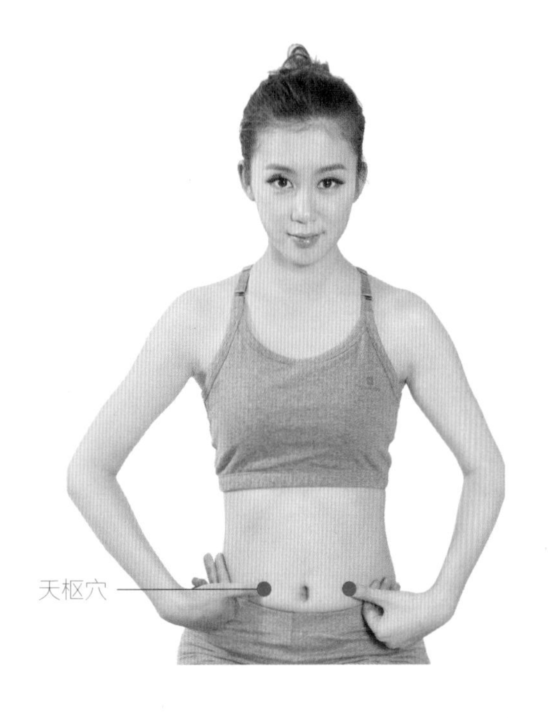

想要子宫健康温暖，试试这些食材

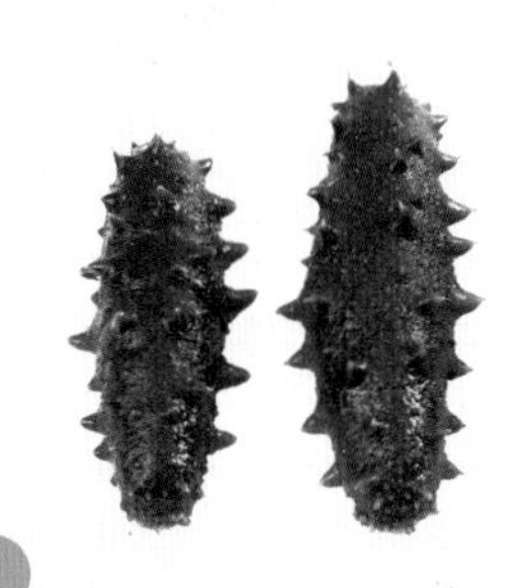

海参

功效｜**缓解宫寒**

海参，又叫刺参、海瓜，性温，味咸，归心、肾经。海参属于温补食材，而且铁元素含量丰富，女性常吃海参不仅能滋阴补血、温暖子宫、缓解宫寒，海参中的硫酸软骨素还有养颜美容、延缓衰老的功效。

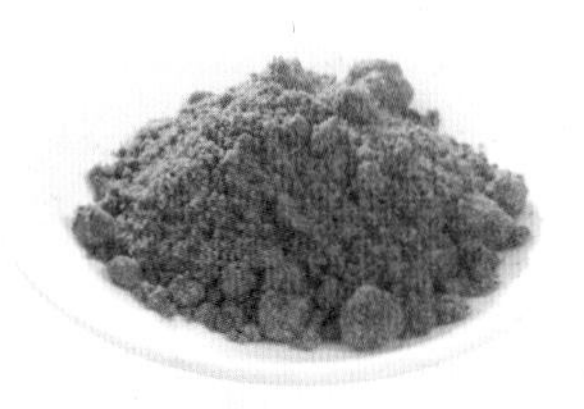

红糖

功效｜**活络气血**

红糖又叫赤砂糖或黑砂糖，味甘，性温，归肝、脾经。红糖可以让身体温暖、气血活络、能量增加，使月经排出顺畅，特别适合因子宫虚寒而痛经的女性。红糖对产后收缩子宫、恢复体力、排出恶露也有促进作用。

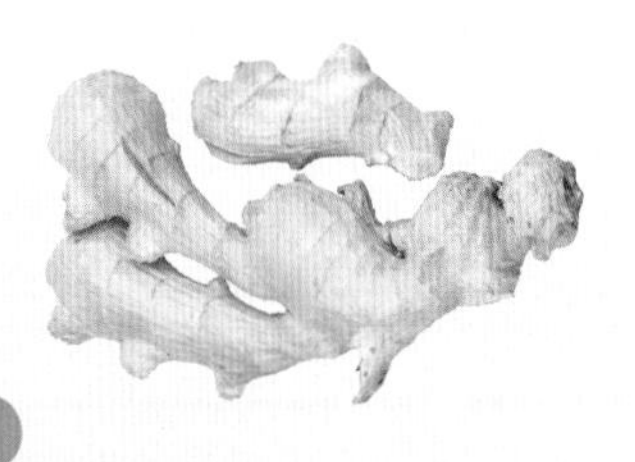

生姜

功效｜**缓解经期腹痛**

生姜性温，味辛，归脾、胃、肺经，有散寒、温中、止咳的作用，用于寒气或瘀血引起的痛经，能缓解经期腹痛。每日晚餐后喝一杯姜茶，能帮助化解体内寒气，长期坚持饮用对调理宫寒十分有益。子宫温暖，体内气血运行通畅，痛经才能缓解。

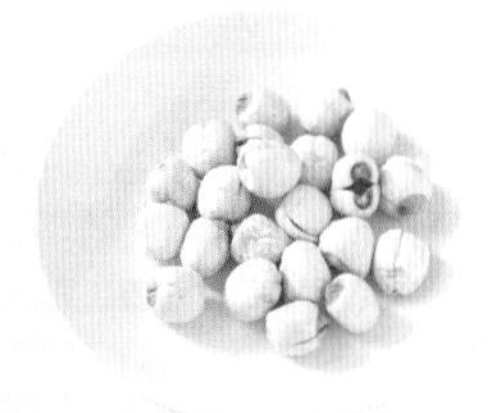

莲子

功效｜**通畅气血**

莲子性平，味甘、涩，归脾、心、肾经，能补五脏不足、通畅气血。《本草纲目》记载，莲子有治疗赤白浊、带下、崩中等功效，中医用它来治疗女性月经过多、白带过多等。莲子、桂圆、红枣三者搭配，还能改善皮肤干燥和粗糙等状况，美容养颜。

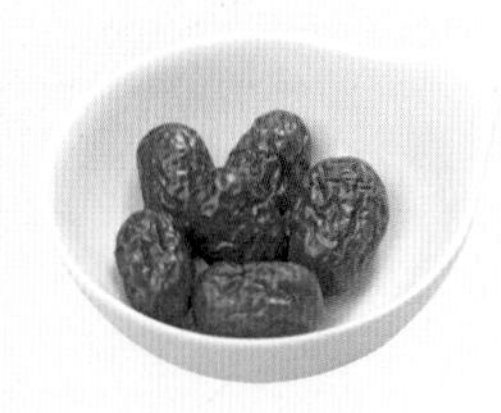

红枣

功效 | **多方面养护子宫健康**

红枣性温，味甘，归脾、胃、心经。女性由于生理周期，容易气血虚。红枣具有滋阴补阳的功效，燕麦有助于促进卵巢分泌激素，黑豆可养肾，三者搭配做成豆浆，补肾、养卵巢、补血，可从多方面养护子宫健康。

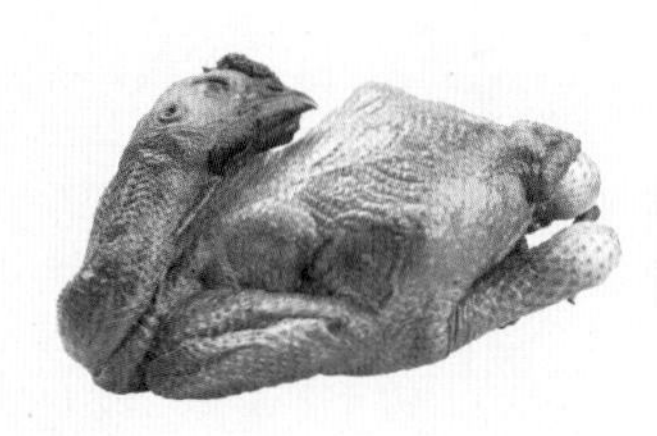

乌鸡

功效 | **祛寒、缓解痛经**

乌鸡性平，味甘，归脾、胃经。《本草纲目》记载，乌鸡是补五脏、养血补精、助阳的佳品，当归有祛瘀血、生新血的功能。二者搭配煮汤，能改善血液循环，常用于调理闭经、痛经、血虚体弱等病症。

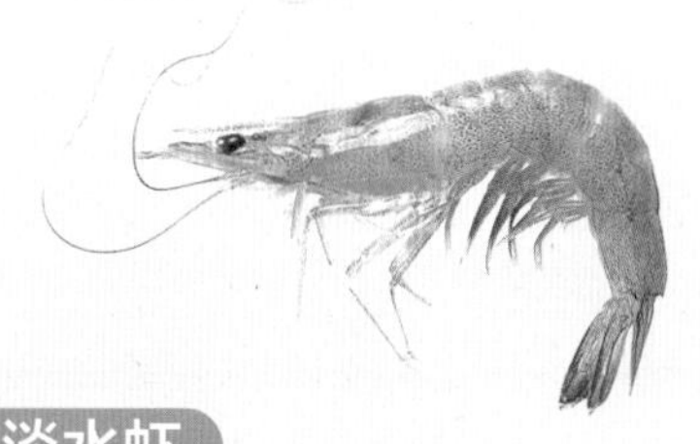

淡水虾

功效 | **给子宫补充能量**

淡水虾性温，味甘，归肝、肾经。《名医别录》记载，虾有温肾补阳、通乳、益气的功效。中医认为肾是先天之本，女性宫寒、手脚冰冷、月经不调、不孕都与肾气不足有关。吃虾养肾，能给子宫补充能量。

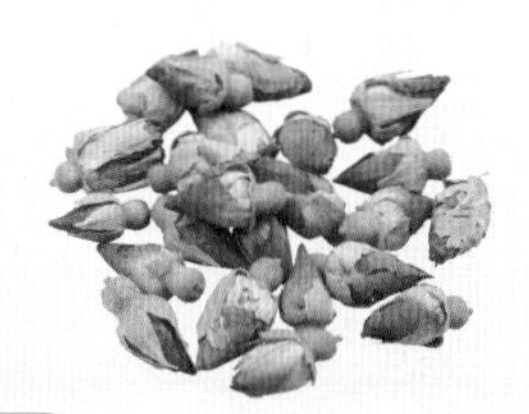

玫瑰花

功效 | **活血散瘀、调经止痛**

玫瑰花，性温，味甘、微苦，归肝、脾经。中医认为，玫瑰花最明显的功效是理气解郁、活血散瘀和调经止痛。女性在月经前或月经期间常会情绪烦躁，喝点玫瑰花水可以起到调节情绪的作用。

调养病症

月经不调会让“好孕”迟迟不来

月经不调常见症状

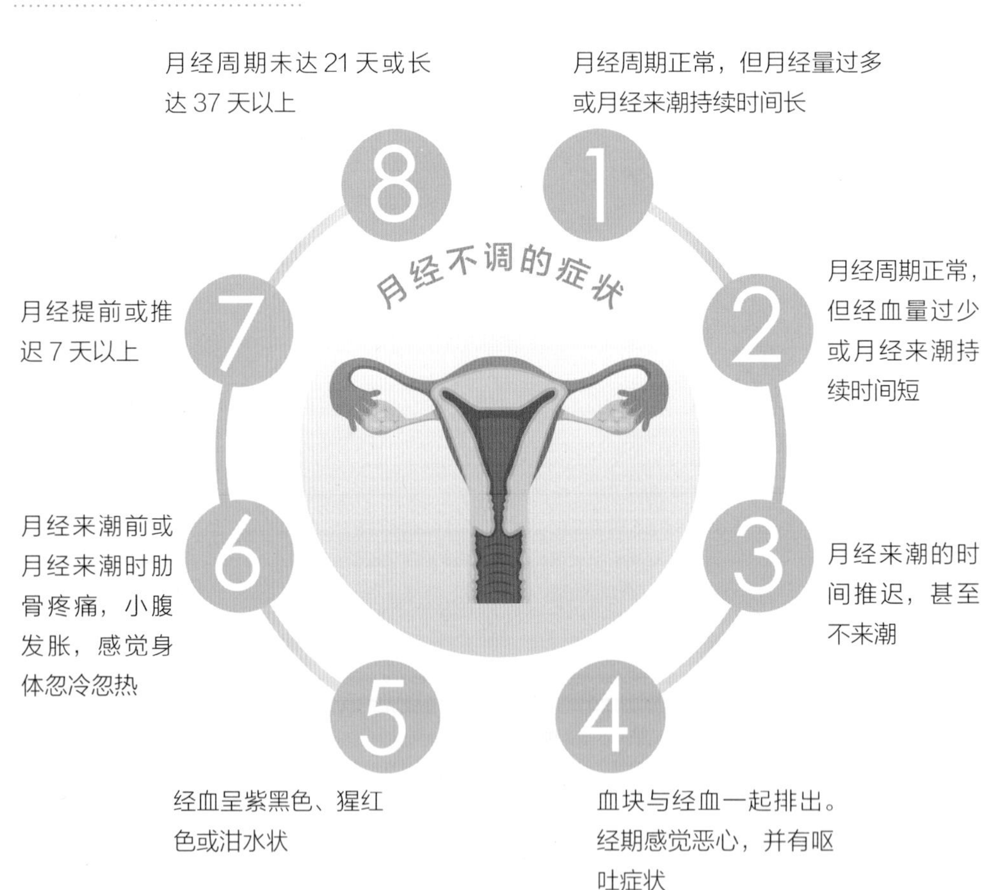

什么情况下必须治疗月经不调

当月经的周期、持续时间、出血总量、经血颜色异常时，应到医院接受适当的检查。因月经推迟演变成闭经而导致不孕者，需要接受较长时间的治疗。因此，在月经来潮推迟或月经连续三个周期不来潮时，应及时接受专业治疗。

月经不调不可小觑

月经不调者，怀孕的概率是比较低的。如果你符合上面一半或一半以上的情况，就是发生月经不调了，甚至可能患有多囊卵巢综合征。

不良生活习惯可导致月经不调

许多女性发生月经不调后，只是从子宫发育不全、急慢性盆腔炎、子宫肌瘤等妇科疾病去考虑，而忽视了其他原因。殊不知，不良生活习惯也可能导致月经不调。

起居无度

有的女性喜欢夜生活，经常半夜两三点才睡觉，一觉睡到第二天中午，或者经常出差，倒时差……这些不良的起居习惯都会导致“大姨妈”错后甚至闭经。另外，经期受寒冷刺激，会使盆腔内的血管过分收缩，也会引起经血量过少甚至闭经。因此，备孕女性尤其需要注意日常生活规律，避免劳累过度，经期要防寒避湿。

情绪异常

长期精神压抑、生闷气，或遭受重大精神刺激和心理创伤，都可导致月经失调、痛经或闭经。这是因为卵巢分泌的激素受垂体和下丘脑的控制，情绪不稳定会影响月经周期。备孕的女性要尽量保持心情愉快。

嗜好烟酒

烟雾中的某些成分和酒精可以干扰与月经有关的生理过程，引起月经不调。调查研究发现，每天吸烟 1 包以上或饮高度数白酒 100 毫升以上的女性，月经不调发生的概率是不吸烟不喝酒女性的 3 倍。因此，备孕女性要戒烟戒酒。

过度节食

有专家表明，女性过度节食，使得机体能量摄入不足，会造成体内大量脂肪和蛋白质被消耗，致使雌激素出现合成障碍而明显缺乏，影响月经来潮，甚至导致经血量稀少或闭经。因此，追求身材苗条的备孕女性尤其要注意，切不可盲目节食。

肥胖与月经不调相互影响

肥胖是每一位追求苗条身材女性的心头大患，而月经不调则是影响女性生活、工作、孕育的一大元凶。二者存在一定的关系，互相影响。

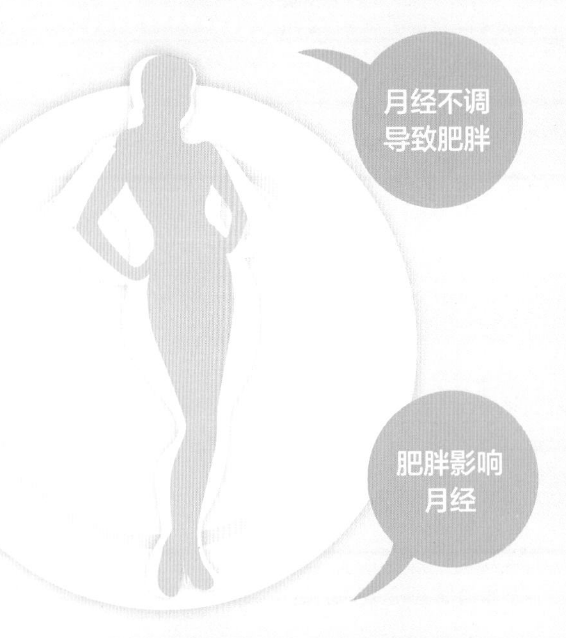

●原因在这里

研究表明，女性长期月经推迟或经血量少，甚至闭经，很容易导致肥胖。中医认为，月经可以排出子宫内累积的毒素，建立新的循环。如果月经经常紊乱，体内毒素就会越积越多，最终诱发肥胖。

●原因在这里

很多胖姑娘有爱吃甜腻食品、不爱运动、进食量过大等习惯，这些习惯会导致体内脂肪堆积过多，造成脂肪代谢和糖代谢障碍，进而影响到体内雌激素的分泌，最终导致月经不调。

肥胖与月经不调相互作用

女性肥胖的原因多半是月经不调，而月经不调是由不良生活习惯导致的，不良的生活习惯引起肥胖，肥胖又引起月经不调，形成恶性循环，最终难以遏制。月经不调会引起和加重肥胖，而肥胖又会反作用导致月经不调。

因此，如果你正在备孕，又是一个胖姑娘，那么你就要养成良好的生活习惯，少吃甜腻的食物，每天坚持适量运动，把“出轨”的月经找回来。

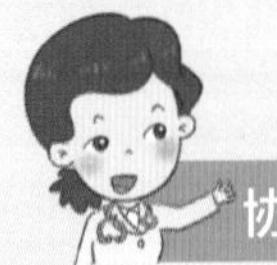

协和专家告诉你

通过运动减肥，预防多囊卵巢综合征

西医认为，引起不排卵的原因有很多，应找到根源，对症治疗。多囊卵巢综合征被认为是不排卵的最主要原因，而引发多囊卵巢综合征的首要原因是肥胖，因此，体重在短时间内迅速增加者，应通过运动来减肥。

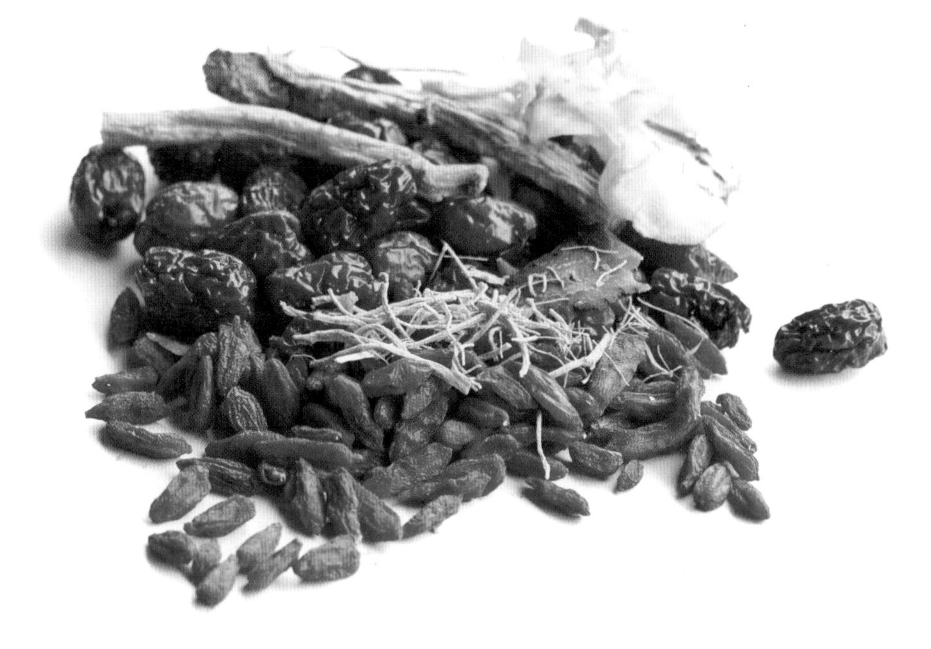

饮食调理月经不调

1. 吃一些滋阴补肾、健脾祛湿的食物，如人参、红枣、山药、枸杞子、粳米、薏米、山楂、白鸽肉等，对于肝肾不足、痰湿阻滞导致的血行不畅之闭经性不孕症有很好的调理作用。

2. 兔肉、芹菜、藕、木耳等有凉血清热的作用，煲汤食用对肝肾不足引起的月经不调有很好的调养功效。

3. 补充足够的铁，以免发生缺铁性贫血。

艾灸调治月经不调

所需药材： 乳香 10 克，没药 10 克，沉香 15 克，丁香 15 克，五灵脂 20 克，青盐适量。

准备工作： 将上述药材共研细末，装瓶备用。

具体方法： 将脐部常规消毒，用棉布条做一个圈围在脐周，然后用上述药末填满，外盖薄生姜片，以防艾灸时烫伤皮肤。以艾炷灸之，连灸 5~6 次，以腹内温热舒适为度。隔天 1 次。

协和专家告诉你

非病理性月经不调，注意生活小细节就能调理好

1. 熬夜、过度劳累、生活不规律都会导致月经不调。只要纠正这些不良习惯，月经就有可能恢复正常。

2. 经期不要冒雨涉水、洗冷水澡、吃冷饮等，无论何时都要避免使小腹受寒。

3. 如果月经不调是因遭受挫折、压力大而造成的，那么，必须调整好自己的心态。

4. 月经期间不宜长时间吹电风扇纳凉，也不宜长时间坐卧在风大的地方，更不能直接坐卧在地砖、地板上，以免受寒。

5. 月经期间不宜有性行为，否则容易让外部细菌进入体内，引起阴道及盆腔感染。

严重的痛经孕前要调理好

痛经是指经期前后或行经期间，下腹部和腰部出现痉挛性疼痛的病症。如果痛经严重影响日常生活，甚至让人无法做任何事情，就说明情况比较严重，会影响怀孕，孕前一定要到医院检查、治疗，为受孕扫清障碍。

痛经有两类

痛经是大部分女性曾有过的体验，可能是微微抽痛、闷胀痛，也可能是痛得直不起身而必须请假在家休养。痛经可分为原发性痛经和继发性痛经两类。

原发性痛经	继发性痛经
原因	原因
子宫的生理功能运行不顺畅。	子宫发生异常病变。

原发性痛经

原发性痛经，又称为功能性痛经，在医学检查上通常不会发现器质性疾病，也就是说盆腔或子宫等生殖器官没有病理性的变化，对健康不会造成严重的危害。原发性痛经通常是由子宫的生理功能运作不顺畅引起的，只要合理调理，就能快速恢复。西医认为，原发性痛经主要是由性激素变化引起的。

继发性痛经

继发性痛经，又称次发性痛经或再发性痛经，是一种因生殖器官发生病变而导致的痛经，最常见的病变有子宫内膜异位症、慢性盆腔炎或子宫腺肌病。

这种类型的痛经一般都在初潮来后几年才会出现，即原来没有痛经现象，后来才开始感觉疼痛，且越来越严重。痛经者在月经前后出现腹痛，而且疼痛会持续几天，程度及天数都甚于原发性痛经。

继发性痛经患者可以先让医生做一次详细的妇科检查，再进行消积、化瘀、散肿等治疗，一旦消除了病因，痛经也就自然消失了。

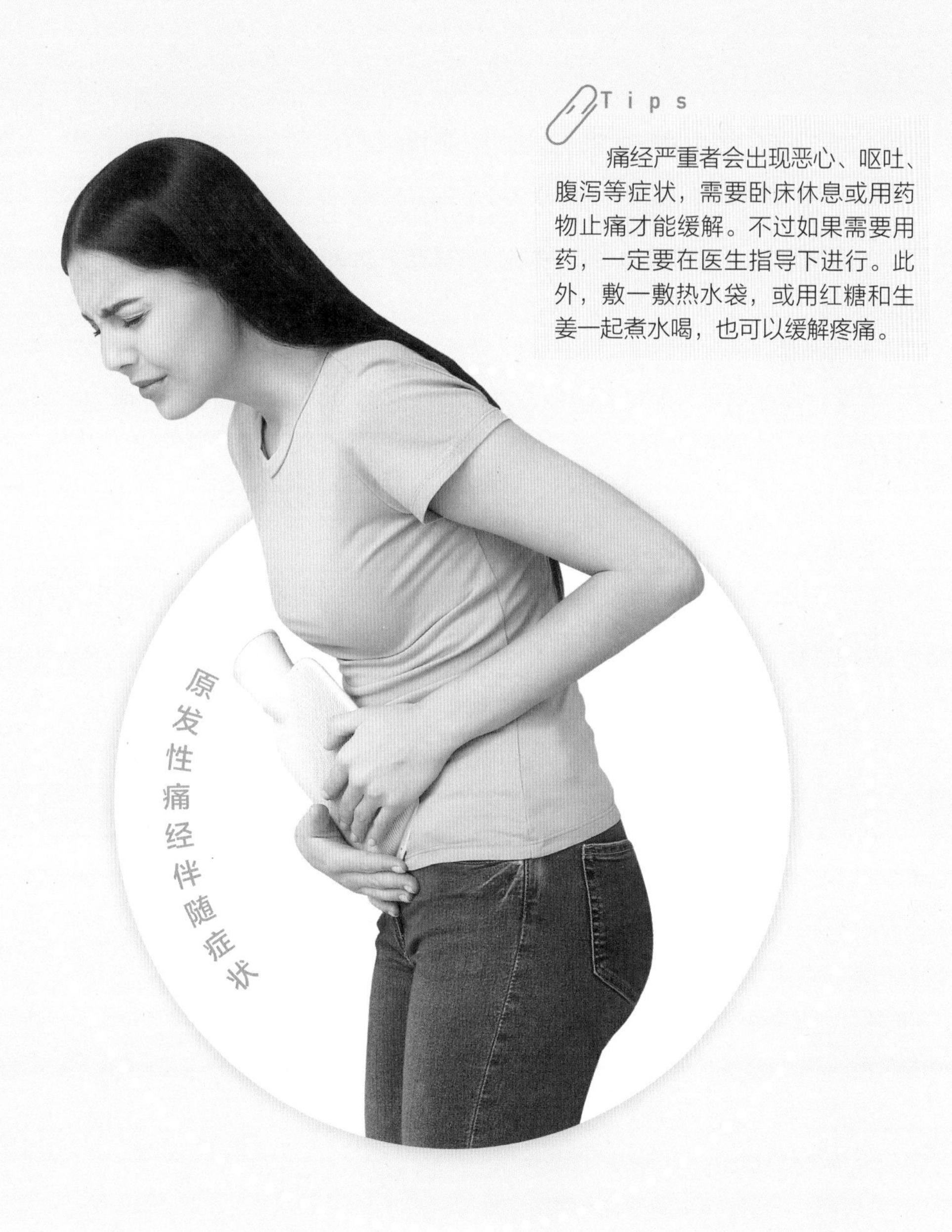

Tips

痛经严重者会出现恶心、呕吐、腹泻等症状，需要卧床休息或用药物止痛才能缓解。不过如果需要用药，一定要在医生指导下进行。此外，敷一敷热水袋，或用红糖和生姜一起煮水喝，也可以缓解疼痛。

原发性痛经伴随症状

头部、四肢、全身酸痛，手脚酥麻、冰冷等症状

心跳加剧、易受惊、脸发热、晕眩等神经性症状

小便不畅、易水肿、乳房疼痛等症状

消化不良、食欲缺乏、腹泻，以及恶心、呕吐等症状

原发性痛经可能来自不良生活习惯

经期前或行经期间喜食冷饮，吃生的蔬菜、寒性水果，在来月经时受了风寒，经常熬夜致肝火旺盛，以及过度节制饮食导致肝脾两虚等，都是引发原发性痛经的原因。

生活调养

1. 保持身体温暖，尤其是痉挛及充血的骨盆部位；多喝热的药草茶或热柠檬汁；也可在腹部放置热敷垫或暖水袋，一次敷数分钟。

2. 经期前 1 周，在温水浴缸里加入 1 杯海盐及 1 杯碳酸氢钠，泡 20 分钟，有助于松弛肌肉及缓解痛经。

3. 在月经来潮前夕，进行步行或其他适度的运动，可以减轻月经期间的不适感。

饮食调养

1. 月经来潮前 3~5 天应进食易于消化吸收的食物，不宜吃得过饱，尤其应避免进食生冷食物，以免诱发或加重痛经。

2. 月经来潮时，应避免一切生冷及不易消化和有刺激性的食物，如辣椒、生葱、生蒜、胡椒、烈性酒等。在此期间，痛经者可适当吃些有酸味的食品，如酸菜、食醋等，酸味食品有缓解疼痛的作用。

3. 痛经者无论在经期前还是经期后，都应保持大便通畅，尽可能多吃些蜂蜜、香蕉、芹菜、红薯等有通便作用的食物。

4. 经常食用具有理气活血作用的蔬菜和水果，如荠菜、香菜、生姜等。身体虚弱、气血不足者，宜常吃补气、补血、补肝肾的食物，如鸡肉、鸭肉、动物肝肾、鱼类、豆类等。

一般的痛经不是病

痛经一般仅在经期前及行经期间才会显现出症状，因此，在不威胁生命且很少迅速恶化的情况下，痛经并没有被医学严格定义为一种疾病。

把痛经称为“综合征”可能比较贴切，这就像女性的更年期一样，除了腹痛，在一段时间内还会伴随多种反应及病症，如头痛、眩晕、腰酸、腹泻、倦怠、发热、情绪波动等。有的女性生孩子后没有坐好月子，症状会变得更严重，不过大部分的不适现象会随着经期的结束而渐渐消除。

但是，当痛经很剧烈，而且伴有子宫异常时，如出现子宫内膜异位症、子宫肌瘤、盆腔粘连等时，这就成了一种病症，不但会影响个人生活质量，还会影响生育。

中医可调理好原发性痛经

针对原发性痛经，西医通常给予止痛药治疗，没有更好的方法彻底治疗；而中医能够根据个人体质及症状调理气血，将子宫环境调回正常状态，达到自然止痛的效果。另外，经期配合腹部热敷、穴位按摩或适当的运动，也有助于缓解疼痛。

拔罐关元穴调养痛经

具体位置：身体前正中线上，脐下 3 寸。

快速取穴：取仰卧姿势，除拇指外，四指并拢横放在肚脐下方，肚脐下正中线与小指交叉的地方即是关元穴。

具体方法：在关元穴部位用拔火罐吸拔至皮肤出现瘀红，一次 10~20 分钟，每日 1 次，一般 3 次可有效缓解症状。每次月经来潮前 1 周为最佳治疗时期。

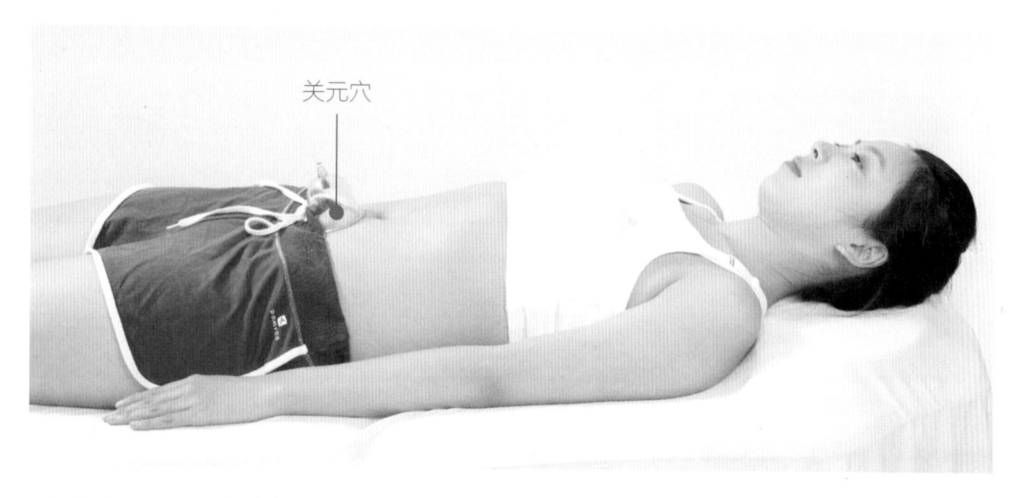

痛经严重者应就医

当痛经有以下异常信号时就要特别注意，必要的时候及时就医。

剧烈的疼痛

已痛到发冷、颤抖或呕吐、无法起身，甚至快晕倒了，或是已经严重干扰日常生活及工作了。

止痛药增加

假如有吃止痛药的习惯，渐渐发现有剂量越用越多的情形。

疼痛指数增加

观察数月，当疼痛的程度、频率、天数都超过以前，尤其又伴有出血量增加的现象时。

多囊卵巢综合征
患者如何备孕

什么是多囊卵巢综合征

多囊卵巢综合征（PCOS）是以稀发排卵或无排卵、雄性激素过多或胰岛素抵抗为特征的内分泌紊乱综合征，严重情况下会使子宫内膜过度增生，增加患子宫内膜癌的风险。

多囊卵巢综合征的表现

表现	说明
1 月经异常	月经稀少、闭经，少数可表现为功能性子宫出血。多发生在青春期，为初潮后不规则月经。
2 多毛	较常见，发生率可达 69%。由于雄性激素升高，可见上唇、下颌、胸、背、小腹正中部、大腿上部两侧及肛周的毳毛增粗、增多。同时可伴有痤疮、面部皮脂分泌过多、声音低粗、阴蒂肥大、出现喉结等男性化特征。
3 不孕	由于长期不排卵，患者多合并不孕症，有时可有偶发性排卵或流产。
4 肥胖	体重超标 20% 以上，体重指数≥25 者占 30%~60%。肥胖多集中于上身，多自青春期开始，随年龄增长而逐渐加重。
5 黑棘皮症	阴唇、颈背部、腋下、乳房下和腹股沟等处的皮肤褶皱部位出现灰褐色色素沉着，呈对称性分布。
6 卵巢增大	少数患者可通过一般妇科检查触及增大、质地坚韧的卵巢，大多则需 B 超检查确定。

如何预防和治疗多囊卵巢综合征

针对多囊卵巢综合征合并代谢综合征的药物治疗的作用目前尚未明确，而生活方式调整是非常重要的手段。早期干预还有利于预防糖尿病和心血管疾病的发生。

1. 控制体重。提倡运动减肥，并养成良好的生活习惯。

2. 饮食控制。饮食中脂肪含量 <30%，饱和脂肪酸含量 <10%。

3. 运动。每周运动 5 次以上，每次运动 30 分钟。

多囊卵巢综合征患者备孕要点

最好和最根本的治疗方法是控制体重，不少多囊卵巢综合征患者通过饮食、运动等生活方式的改变，显著改善了内分泌功能，最终成功自然受孕。

最好在医生指导下先纠正明显的雄性激素过多和胰岛素抵抗，再诱导排卵，否则成功率会受一定影响。

多囊卵巢综合征患者怀孕后容易患妊娠糖尿病和妊娠高血压，需要提早做糖耐量筛查，并加强孕期检查和监护。

多囊卵巢综合征除影响月经和怀孕外，更有干扰糖代谢、脂代谢，增加心血管疾病风险等负面影响，需要终身关注和治疗。

多囊卵巢综合征患者这样备孕

多囊卵巢综合征影响怀孕的主要症结在于稀发排卵或无排卵。稀发排卵者有自然受孕的可能，只是概率较低，多数情况下，还是需要进行促排卵治疗的。

那么，多囊卵巢综合征患者如何成功怀孕呢？

准备工作

调整生活方式和减轻体重（能恢复自发排卵，或提高对促排卵药的敏感性）。

基础治疗

促排卵（能促进卵泡正常发育）；
促性腺激素（适用于促排卵药物治疗失败的患者）；
如果促排卵药物治疗无效，还可用辅助生殖技术，如试管婴儿技术。

心理治疗

不孕患者一般心理压力很大，因此应当进行心理调整，适当自我激励、自我放松，消除焦虑的情绪。

“三高”患者备孕指导

“三高”是高血压、高血糖、高脂血症的简称。备孕女性若本身患有“三高”中的一种或几种，备孕时就需要格外注意。但也不用过度担忧，只要积极治疗，在病情稳定的情况下怀孕，同时在孕期做好产检，怀孕、分娩并不是难事。

高血压患者这样备孕

根据 2022 年 11 月发布的《中国高血压临床实践指南》，我国成人高血压诊断界值下调为收缩压（高压）大于等于 130 毫米汞柱，（或）舒张压（低压）大于等于 80 毫米汞柱。高血压患者怀孕前，首先要经医生检查血压高的原因，排除由于肾脏疾病或内分泌疾病引起的高血压。没有明显血管病变的早期高血压患者，一般允许怀孕。

孕前要控制好血压

妊娠高血压会导致蛋白尿及明显水肿，常伴随一些并发症，如心力衰竭、肾衰竭等，容易导致早产、流产、胎儿发育迟缓等。所以备孕女性在孕前就应将血压控制在正常范围内。备孕女性可以告诉医生自己正在备孕，医生会将药物调整为适合孕妇使用的种类。

改善生活方式控制血压

在血压不是很高的情况下，注意通过低盐饮食、适量运动、调节情绪等方式来控制血压，避免过度劳累、睡眠不足。

定期量血压

在备孕期，女性要定期测量血压，若情况严重，应及时就医。保证每周至少测量血压 2 次。怀孕后更要注意监测血压，一般来说，妊娠高血压出现得越早，危险性越高。

慎吃降压药

在备孕期，若是血压控制得好，能够停服降压药，自然最好；若是必须用药，一定要听医生的建议，使用适合孕妇服用的不良反应小的药物。

糖尿病患者如何备孕

树立信心

即便夫妻双方都有糖尿病，下一代患糖尿病的概率也仅为5%~10%。所以，即便患有糖尿病，女性也要有充足的信心，相信自己能生下健康宝宝。

孕前控制糖尿病

糖尿病一般在孕早期对准妈妈及胎儿影响较大，所以多数医生建议至少在病情得到良好控制3个月之后再怀孕。

适当控制饮食

避免摄入过多糖分，含糖量较高的水果要谨慎食用，如香蕉、荔枝、杧果等。要保证维生素、钙和铁的摄入量。

降糖药换成胰岛素

孕期常用的糖尿病药物治疗方案是注射胰岛素，国外也有文献称二甲双胍等降糖药可以用于孕期治疗糖尿病。建议备孕女性在内分泌科就诊，确定自己的药物治疗方案。如果在口服降糖药期间意外怀孕，一定要及时更换药物，并检查胎儿是否受影响。

密切监测血糖

孕前就患有糖尿病的女性在孕期并发妊娠糖尿病的概率很高，所以孕前或孕期都应及时监测血糖，并在医生的指导下服药。

血脂异常的女性也能顺利怀孕

血脂异常的女性孕前需要做详细的检查，如肝功能检查、体重指数评价等，医生会根据检查结果指导患者饮食和运动。经过治疗和调理后，可在医生指导下备孕。

另外，这类女性怀孕后，在产检时应和医生沟通，必要时检测血脂情况。日常生活中的饮食控制也很关键，可以适当增加膳食纤维的摄入量，摄入充足的优质蛋白质，尽量避免高脂饮食。

孕前要把贫血调理好

如何判断是否贫血

贫血是指全身循环血液中血红蛋白总量减少至标准以下的症状。一般女性的血红蛋白标准为110~150克/升，红细胞数为350万~500万/升，低于以上标准即为贫血。判断孕妈妈贫血，除了要看血红蛋白指标，还要关注铁储备量，即铁蛋白水平低于20，就意味着需要多吃含铁量高的食物。造成贫血的原因有缺铁、出血、溶血、造血功能障碍等。原本就贫血的女性，怀孕后贫血症状会加重。

贫血有什么症状

贫血表现为面色苍白，伴有头晕、乏力、心悸、气急等症状，重度贫血时还会出现心慌、气短、呼吸困难、贫血性心脏病，甚至会发生心力衰竭。

贫血会伤害胎儿

孕期贫血会使孕妈妈发生贫血性心脏病、产后出血、产后感染、心力衰竭等；使胎儿发育迟缓，出现自然流产或早产等；还会导致新生儿营养不良，或患上胎源性疾病。

贫血的女性，怀孕后贫血症状会加重

怀孕后孕妈妈的血液要供给两个人使用，所以对血的需求量就会增大，这会加重贫血症状。怀孕后，即使是正常的女性也容易出现生理性贫血，所以孕前就有贫血症状的女性，一定要在孕前把贫血调理好。

备孕女性在贫血得到治疗、各种指标达到或接近标准时才可怀孕，怀孕后还要定期检查，继续防治贫血。

缺铁性贫血需药补

孕前如发现有贫血症状，应到医院进行检查，确定原因和类型，有针对性地进行治疗。如果是缺铁性贫血，应该在医生的指导下补充铁剂。口服铁剂两周后，血红蛋白水平逐渐上升，一个月后贫血症状可得到缓解。此后仍需继续服用铁剂2~3个月甚至更长时间，以补充体内的铁储存量。如不能耐受口服铁剂，可改用针剂注射，同时配合服用维生素C，以促进铁的吸收。

当血红蛋白指标低于60克/升时，可少量多次输血或输红细胞。巨幼红细胞性贫血患者，除了补充新鲜蔬菜和肝脏类食物，还需要补充叶酸和维生素B_{12}以配合治疗。

红枣并不是“补血神器”

红枣、蛋黄、菠菜、木耳等虽然含有一定的铁，但其中的铁很难被人体吸收。临床上有一些习惯通过吃红枣来补铁的贫血患者，他们的血红素水平升得并不理想。一般建议贫血患者多吃点排骨、瘦肉、动物血等，每周吃1~2次猪肝，这样补铁比单纯吃红枣效果要好。不能说红枣完全不补铁，只是说红枣的补铁效果确实不如动物性食物的好。

不贫血了可食补

如果经过一段时间治疗，血常规检查结果正常了，就可以进行食补。

1. 适量多吃含铁丰富的动物血、肝脏、瘦肉、鱼类和海鲜等。

2. 炒菜时使用铁锅，也是增加菜肴中铁含量的好方法。

3. 不要在饭后立马喝茶，更不要喝浓茶，因为茶叶中的鞣酸可阻碍铁的吸收。

另外，牛奶及一些中和胃酸的药物会阻碍铁的吸收，所以，尽量不要将其与含铁的食物一起食用。

四物汤可治疗贫血

四物汤是中医补血、养血的药方，由当归、川芎、白芍、熟地黄四味药组成。

具体方法： 取当归10克、川芎8克、白芍12克、熟地黄12克，用水煎成汤剂，1日服用3次。早、午、晚饭后半小时服用。

注意生活细节，利于改善贫血

1. 保持心情舒畅，避免剧烈活动、劳累，改变体位时应缓慢进行，以免因发生急性脑缺血而晕倒。

2. 不要服用对造血系统有影响的药物，如磺胺类药、解热镇痛药等，对某些抗生素的使用应严格掌握指征，使用过程中需要定期观察血常规变化。

3. 要适当运动，可以根据兴趣选择几项健身项目，如瑜伽、散步、慢跑、游泳、跳舞、太极拳、五禽戏、健身操、气功等，运动的强度以不感到疲劳为宜。

流产后，如何再次怀孕

孕早期流产，优胜劣汰居多

出现孕早期流产征兆，很多孕妈妈会保胎。其实在孕早期，质量好、着床好的受精卵会继续发育成长；质量不好、有缺陷的受精卵会自然而然地被淘汰掉，所以，孕妈妈应该顺其自然。

对于先兆流产，虽然发生的概率较高，但大部分孕妈妈经过休息调理就能好起来，黄体酮等保胎药虽然有作用，但更多时候只是充当了孕妈妈的心理安慰剂。

习惯性流产不能忽视

频繁的流产又称为习惯性流产。如果女性出现 2 次或更多次早期流产，就需要提高警惕，最好做比较全面的检查，如检测男方的精子、女方的卵子及激素的水平，以及双方的染色体、血型和自身免疫性疾病。此外，还要筛查有无 TORCH 感染等。但是，通常只有不到一半的夫妻能查出原因。

流产后需调整好身体再怀孕

只要进入妊娠期，身体各器官就会为适应怀孕而发生相应的变化，如子宫逐渐增大变薄、卵巢增大、停止排卵、乳房增大、心排血量增加、血压发生变化、循环血容量增加、心肺功能增强等。

流产后，身体需要调整一段时间才可能完全恢复，而有些器官的完全恢复可能需要更长的时间。因此，流产后最好在 3 ~ 6 个月后再考虑怀孕。

自然流产后如何再孕

对自然流产后子宫内膜剥落得比较干净，不需要做清宫手术的女性来说，自然流产不会造成子宫损伤，子宫会很快复原，一般 2 个月以后即可再怀孕。但是，如果进行了损伤性的清宫手术，就需要休养至少 3 个月再怀孕。具体再孕时间要听从医生的建议。

习惯性流产后不要焦虑

发生习惯性流产后，如果还想要宝宝，首先需要做的就是去医院查明原因，对症治疗。最好不要等到再次怀孕后才开始保胎。流产后要注意合理饮食、充足休息、稳定情绪、保持卫生、适当运动，要坚信自己一定能怀得上、生得下。

流产后，什么时候可同房

流产后，子宫颈的黏液栓还未形成，不能阻止细菌入侵。另外，流产后子宫内膜呈创伤状态，一旦感染，容易引起子宫内膜炎、输卵管炎等，因此，流产后至少要过 1 个月才能同房。待第 1 次月经干净后应复查身体恢复情况，最好等身体恢复良好后再同房。

保持好心情，有利于再孕

不少女性对流产缺乏科学的认识，流产后情绪低沉，甚至还会为以后可能再次发生流产而忧心忡忡。这种顾虑可以打消，因为绝大多数自然流产是偶然的，并且自然流产的胎儿 70% 左右属于异常的病态胚胎，主要是染色体异常所致的，很难发育成熟。自然流产可以被认为是一种有利于优生的自然淘汰。愉快的情绪会加快流产后身体的康复，有助于再次怀孕。

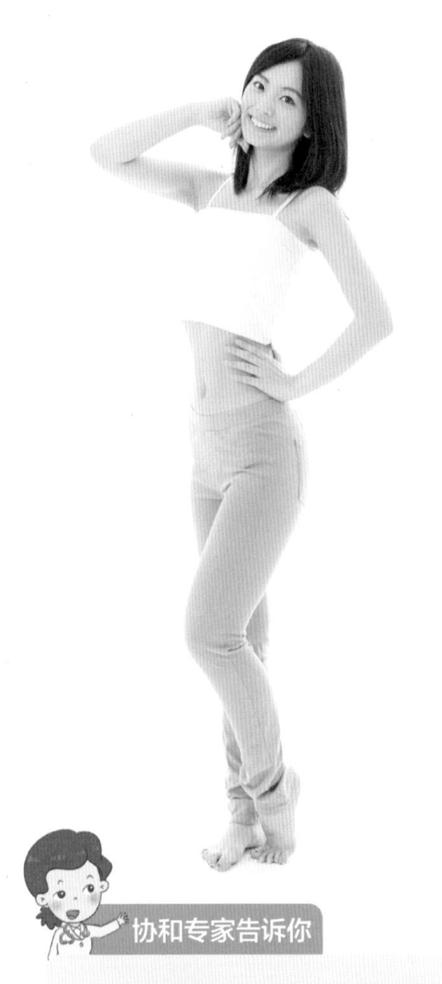

协和专家告诉你

胎停育后，需做检查后再备孕

胎停育后，首先要做的是清宫。清宫后最好调养身体 3 个月以上再考虑怀孕。为了孕育健康的宝宝，胎停育后有必要做一些检查，如果是胚胎染色体有问题，就只做正常的孕前检查即可。具体检查项目要让医生建议，一次胚胎停育不增加以后胚胎停育的风险，但随着年龄增大，这种风险会越来越高，应该尽早考虑再要宝宝。

宫外孕后怎样备孕

什么是宫外孕

正常情况下，受精卵会由输卵管迁移到子宫腔，然后“安家落户”，慢慢发育成胎儿。但是，如果受精卵在迁移过程中出现意外，没有到达子宫，而是在别的地方停留下来，那就成了宫外孕，医学术语又叫异位妊娠。90% 以上的宫外孕发生在输卵管。这样的受精卵不但不能发育成正常胎儿，还可能使孕妈妈面临危险。

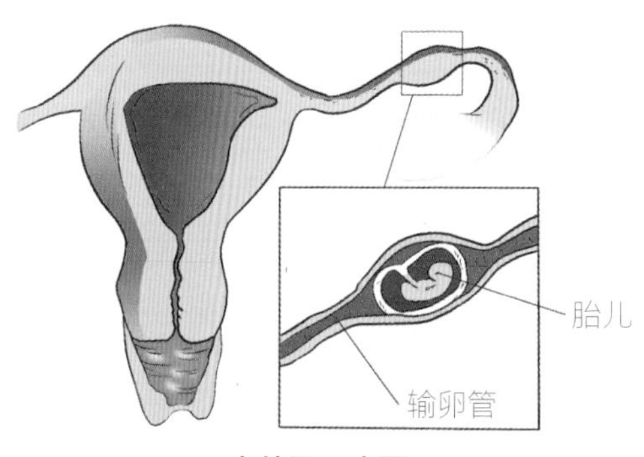

宫外孕示意图

宫外孕常见症状

如果有以下症状，可能就是宫外孕。

1. 下腹坠痛，有排便感，有时剧痛，伴有冷汗，经常会突然感到一侧下腹撕裂般疼痛。

2. 出现短期停经及妊娠表现，如恶心、呕吐等，阴道会有少量出血。

3. 由于腹腔内急性出血，可引起血容量减少及剧烈腹痛，轻者会发生晕厥、面色苍白、血压下降，重者会出现休克。

宫外孕给女性的身体健康带来的危害很大。如果刚怀孕，有阴道不规则出血并伴有腹痛，就应立即去医院检查，以防止或减少腹腔出血，避免因出血过多而发生严重后果。如果疏忽大意，可能会导致大出血，甚至有切除子宫的危险。

引起宫外孕的原因

反复人工流产，有慢性盆腔炎、输卵管炎、输卵管发育异常或进行过输卵管手术，患有子宫内膜异位症或宫内有节育器的女性，都有可能发生宫外孕。排除一些不可抗力，女性平时要保护好自己，避免不洁性生活；不想怀孕时要采取有效的避孕措施，避免频繁人工流产。

宫外孕如何治疗

被确诊为宫外孕后，治疗的方法包括药物治疗和手术治疗。

药物治疗是用化学药物来杀死绒毛细胞，清除子宫外的胚胎组织的方式，可能引起肝、肾及血液方面的不良反应。治疗成功后，患者要定期检查，因为再度发生宫外孕的概率还是比正常人高的。

手术治疗分为两种：保守性治疗与根治性治疗。保守性治疗以切除宫外孕的胚胎组织为主，尽量保持输卵管的完整与通畅；根治性治疗则需要切除宫外孕那一侧的输卵管。

保守性治疗一般针对宫外孕发现较早的情况。宫外孕虽然也会发生在子宫颈、腹腔和卵巢上，但在输卵管上占绝大多数，所以很多时候手术可能会切除一侧或双侧的输卵管。

术后常复查，怀孕要在半年后

宫外孕后还能不能怀孕要结合自身的情况而定，处理得当可以再次怀孕。

宫外孕术后半年之内要避孕，让身体逐渐恢复，同时要定期检查，判断是否具备正常怀孕的条件。建议做输卵管造影等相关检查，确定输卵管是否畅通，排除盆腔炎、腹膜炎等妇科炎症。

再次怀孕后，正常的可能性较高，但也有 10% 的女性会再次发生宫外孕。因此，有过宫外孕史的女性，如果再次怀孕，最好在怀孕 50 天后做一次 B 超检查，根据孕囊及胎儿心脏搏动所处的位置，判断是宫内妊娠还是宫外孕，以便在早期消除隐患。

注意调养，增强抵抗力

宫外孕治愈后一般不影响卵巢功能。发生过宫外孕的女性与无宫外孕史的女性备孕时生活及饮食上的要求是一样的。

1. 注意个人卫生，特别是在经期要注意防止生殖系统感染，以免发生炎症而引起宫外孕。每周用洁阴用品冲洗阴道一次以上的女性盆腔感染的可能性较高，宫外孕的风险较高。正确的做法是每天用干净的温水清洗外阴部。每天要换内裤，保证清洁与干燥。

2. 劳逸结合，勿做重体力劳动，尽量减少腹压，便秘者可用轻泻剂。

3. 尽量少去公共场所，注意保暖，预防感冒。

4. 适量运动，增强抵抗力。

5. 保证膳食平衡，满足身体正常的消耗需求。

6. 注意进食含优质蛋白质、高膳食纤维、易消化的食物，可多吃些鸡肉、猪瘦肉、蛋类、奶类、豆类等。

7. 多吃新鲜的蔬果，保证身体对维生素的需求。

8. 避免酒、姜、胡椒、辣椒等辛温燥热的食物，以免伤阴耗液进而影响身体健康。

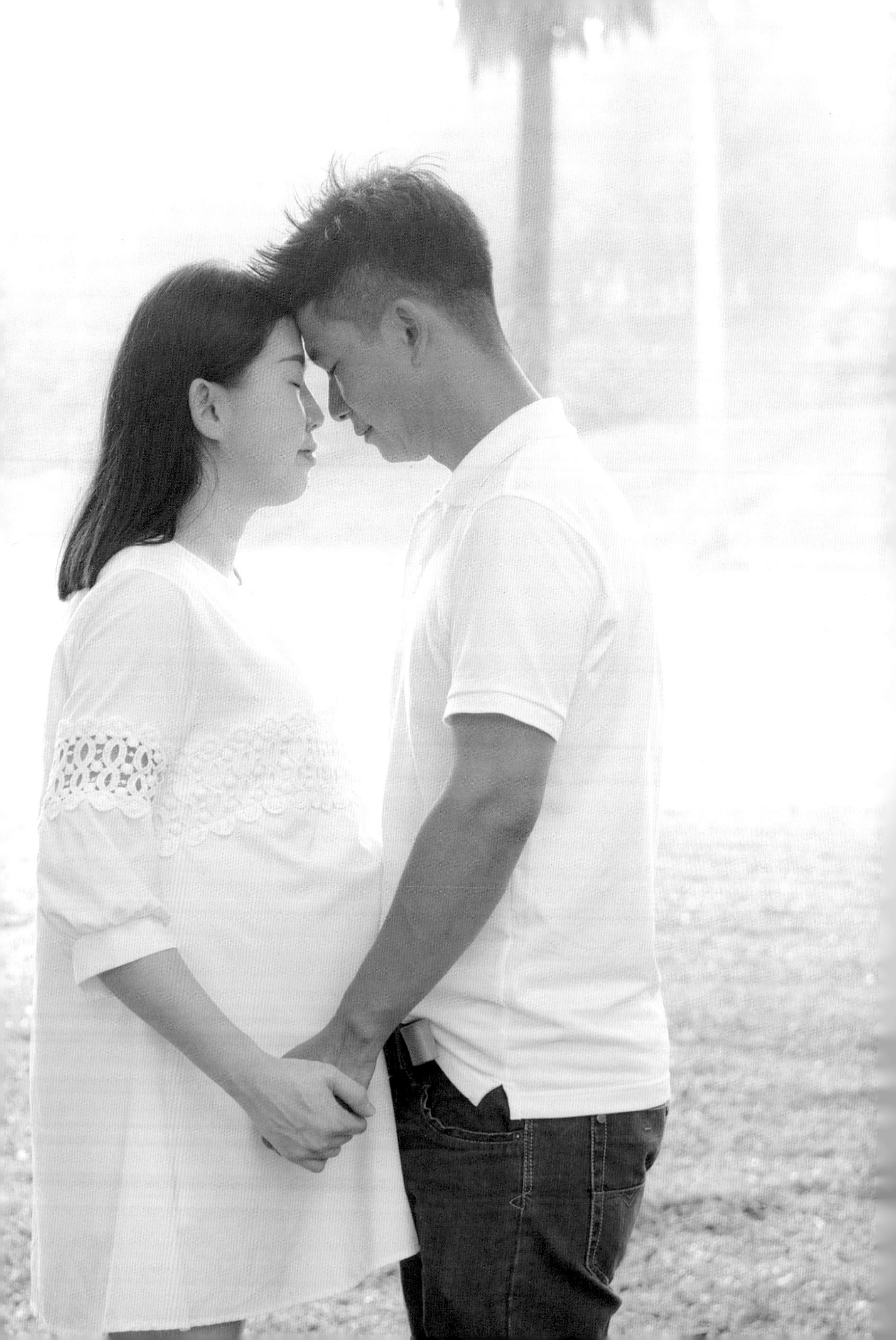

Chapter 2

生宝宝不是一个人的事，爸爸的努力很重要

一个新生命的诞生是父母双方遗传物质的重新组合，男性的精子质量也关乎着下一代的健康，但是如何判断男性生育能力的强弱呢？如何保持高质量的精子呢？这就要求我们从源头做好优生准备工作，了解备育男性需要知道的优生知识，如遗传、生活方式、性生活、营养等方面的知识，有意识地避开不利因素，顺利搭上“幸孕”的列车。

为“好孕”修炼，男性怎样做

体重要控制在合理范围内

研究显示，肥胖男性的劣质精子更多，生殖能力更差。当然，男性体重过轻对备孕也有不利影响。所以，备育男性一定要将体重控制在合理范围内，这样才能产生高质量的精子。BMI 在 18.5~23.9 的男性更有可能拥有较高质量的精子。

BMI =体重（千克）÷ 身高（米）^{2}

运动有助于减肥，能促进雄激素尤其是睾酮的分泌，增强性欲，提高精子活力，增加精子数量。跳绳、游泳、打乒乓球等都是不错的运动选择。

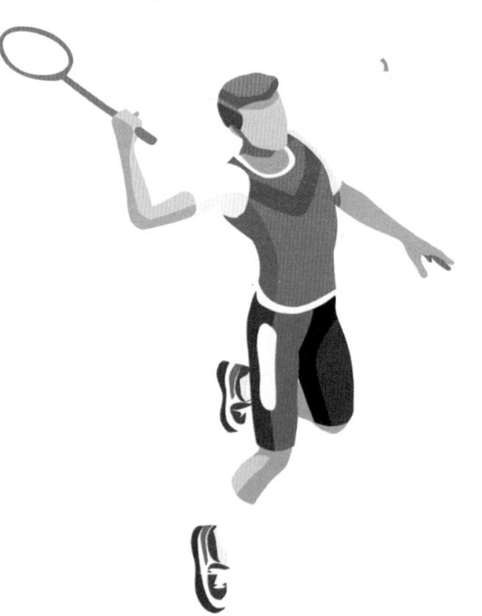

育前 3 个月停止服用这些药物

备育男性用药不慎，会影响精子的质量，最终对胎儿的生长产生不良影响，甚至会引起流产。男性的精子生成周期为 80~90 天，所以，为了拥有一个健康的宝宝，备育男性从育前 3 个月就要开始慎用或停止服用下面这些药。

药物类型	具体药物
激素类药物	雄激素、氯米芬，以及泼尼松、地塞米松等糖皮质激素类药物
降压药	利舍平、胍乙啶等
心血管药物	美卡拉明、哌唑嗪、肼屈嗪、甲基多巴、可乐定、洋地黄等
利尿药物	安体舒、氢氯噻嗪、呋塞米、丁尿酸等
中草药	雷公藤等

备育男性要做好心理准备

怀孕会影响性生活

怀孕必然会对夫妻的性生活产生一定影响，尤其是孕早期和预产期前一个月这两个阶段，为了避免发生意外，最好不要有性生活。

时间段	原因分析
孕早期	孕早期是胚胎发育的初始阶段，胎盘尚未形成，附着在母体子宫内并不牢靠，一不小心就会造成流产。所以，在此阶段要尽量控制或禁止性生活，尤其是婚后多年不孕和有自然流产史的女性
孕中期	孕中期虽然可以过性生活，但还是应该减少次数并降低强度
孕晚期	孕晚期，孕妈妈体形比较大，要避免撞击膨大的腹部。孕妈妈的外阴、阴道容易受伤，动作应轻柔些
预产期前1个月	这时子宫对外界的刺激比较敏感，进行性生活容易导致早产和感染，因此应禁止性生活

和谐的性生活有利于夫妻恩爱，但孕期同房时间、强度要适当，动作要轻柔，避免过强刺激。

要承担起家务活

怀孕后，孕妈妈在做家务方面就不能以孕前的标准来要求了，尤其到了孕中晚期，行动很不方便，做一点平时看起来很容易的事情也会力不从心，甚至容易影响胎儿的生长发育或有流产的危险。所以，家里如果没有其他人帮忙，准爸爸就要承担起大部分的家务活儿了。

宝宝出生后，男性的家庭责任更重

多了一个小宝宝，爸爸妈妈将会承担更多的责任和义务。宝宝的降临意味着目前生活方式的转变，在带来喜悦的同时也会增加很多责任，爸爸妈妈在宝宝的喂养、教育、健康、安全等方面都需要付出很多的时间和心血。在工作上也要有所调整，尽量减少出差，多陪陪宝宝。备育男性要有这方面的心理准备。

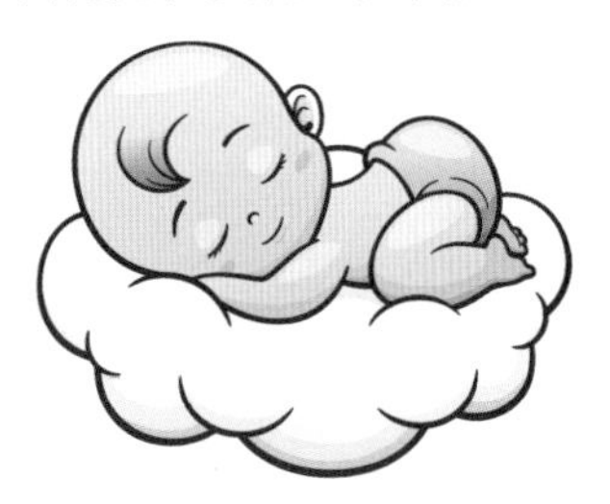

精子健康
是“好孕”的保障

精液的组成

精液由精子和精浆组成。正常男子一次可排出 2~6 毫升精液，其中绝大多数是精浆（约 95%），另外就是精子（2000 多万个）。精液的成分变化会影响精子的质量。精浆是精子生存的主要环境，含有各种营养物质。

精浆的主要成分是水，占 90%。此外，它还含有无机离子（如钠、氯、钾、钙、镁、锌、铜、铁等）、蛋白酶（如酸性磷酸酶、糖苷酶等）、有机物（如果糖、柠檬酸、肌醇、胆碱、脂类物质、精氨、亚精氨、前列腺素、抗坏血酸、尿酸等）。

精浆的生理作用

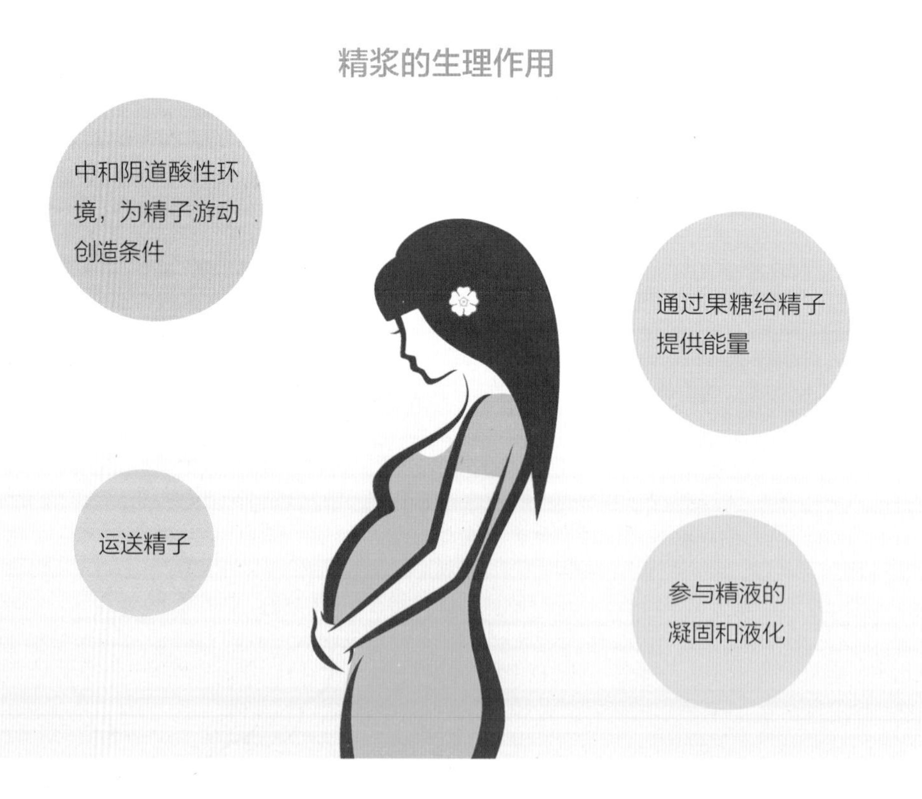

受精的经过是这样的

精子获能 → 精子识别卵子 → 发生顶体反应 → 精卵融合

精子的产生需要苛刻的条件

1. 需要足够的营养。精原细胞分裂演变成精子需要大量的营养物质，特别是被称为人体“建筑材料”的蛋白质。

2. 需要低温环境。精子的成长要求阴囊内的温度比体温最少低 1℃，睾丸里的温度比体温低 0.5℃ ~1℃，否则精子的生长就会终止。

3. 需要一定的时间。精子从产生到成熟需要 3 个月左右的时间。

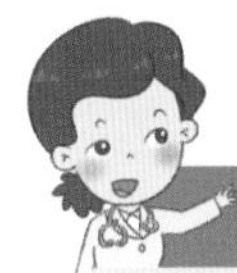

协和专家告诉你

什么是精子获能

在女性生殖管道内，精子表面携带的去能因子与女性子宫内膜及输卵管的分泌物相互作用，精子获得受精能力的过程就叫作精子获能。获能的精子才能穿透卵子外面的透明带，这是精子受精前必须经历的一个重要阶段。如今科学家可以使用人工配制的获能液培养精子，使精子在体外完成获能。

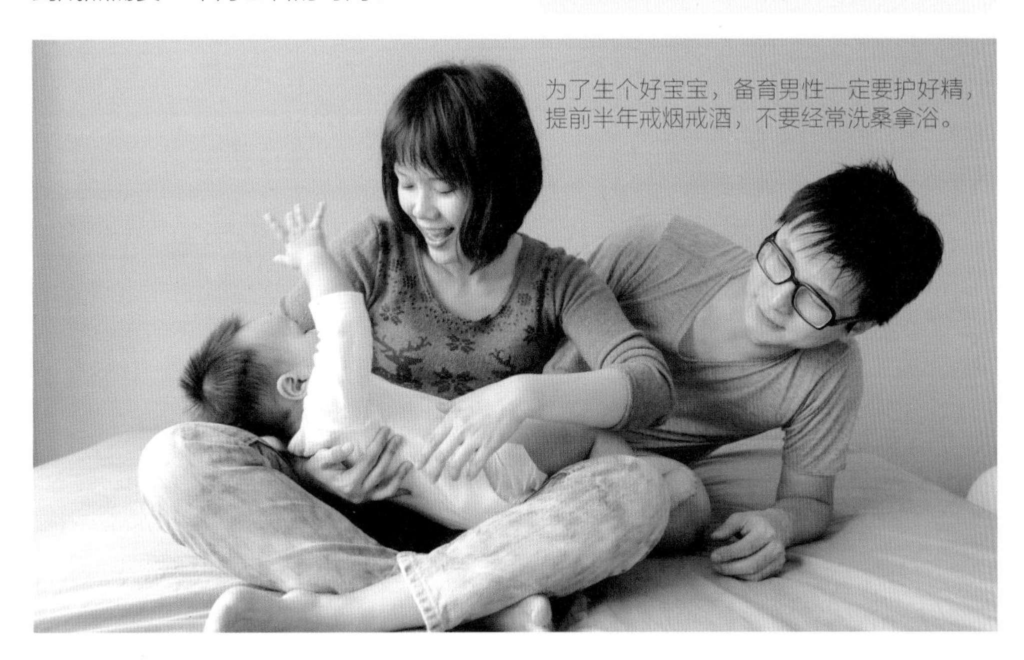

为了生个好宝宝，备育男性一定要护好精，提前半年戒烟戒酒，不要经常洗桑拿浴。

正常精液是什么样的

项目	标准
液化时间与颜色	室温下，正常精液颜色为均匀的灰白色，30 分钟内开始液化
精液量	2~6 毫升
pH	7.2~8.0
精子浓度	$\geqslant 20\times10^6$/ 毫升
精子活动力	射精后 60 分钟内，50% 或更多具有前向运动（A 级和 B 级），或者说有 25%或更多具有快速前向运动（A 级）
正常精子形态	≥ 4%

异常精子的种类

类型	表现
少精子症	精子浓度低于 15×10^6/ 毫升
弱精子症	（A 级 +B 级）精子少于 32%
畸精子症	正常精子形态少于 4%
少、弱、畸精子症	三种均明显异常
无精子症	所射精液中无精子
无精液症	不射精

精子异常会导致流产

怀孕需要精子和卵子相结合才能发生，而胚胎的诞生，精子和卵子各占一半功劳——精子为胚胎提供了 50% 的基因。精子并非只在受孕时发挥作用，它所起的作用其实伴随着胚胎发育的整个过程，受孕只能算作精子的前期工作。

精子异常，如数量异常、结构异常、基因突变或精液质量降低等，并不妨碍精子和卵子的结合。但是到了孕中晚期，如果精子不健康，精子基因的晚期效应不正常，胚胎的发育就会停滞，从而发生死胎现象。

少精、弱精极易被忽视

少精、弱精往往会被患者忽视，因为这类患者大部分在备孕期才发现问题。最容易被忽视的一个原因是，在婚检和孕检时，男方的精子数量基本正常，但在备孕的过程中，由于各种不良因素，精子的数量出现了下降。

精子质量不好会导致胚胎质量差

备育男性精子质量不好，精子数量少，精子活力差，畸形多，会导致胚胎质量不好，易诱发流产、死胎、胎儿畸形，早产的概率也很高。

精液量过多或过少都会影响生育

排出的精液量是否越多就越好，越多就越能体现男人的强壮，就越能说明生育能力和性能力强？事实上，过多的精液量可能是疾病或身体要出现异样的先兆。即使没有疾病发生，过多的精液量也会影响精子质量。

正常情况下，男性一次射精量 2~6 毫升。若超过 6 毫升，就说明可能存在生殖系统炎症，此时精液中的营养成分和精子的浓度均被稀释，会导致精子营养供给不足，精子活力下降，从而降低生育能力。相反，如果精液量过少，则难以“对抗”女性阴道内的不利环境，从而影响精子活力和受精。造成精液量过少的原因主要有性生活太频繁、患慢性消耗性疾病、受不良刺激和处于紧张焦虑的情绪中等。

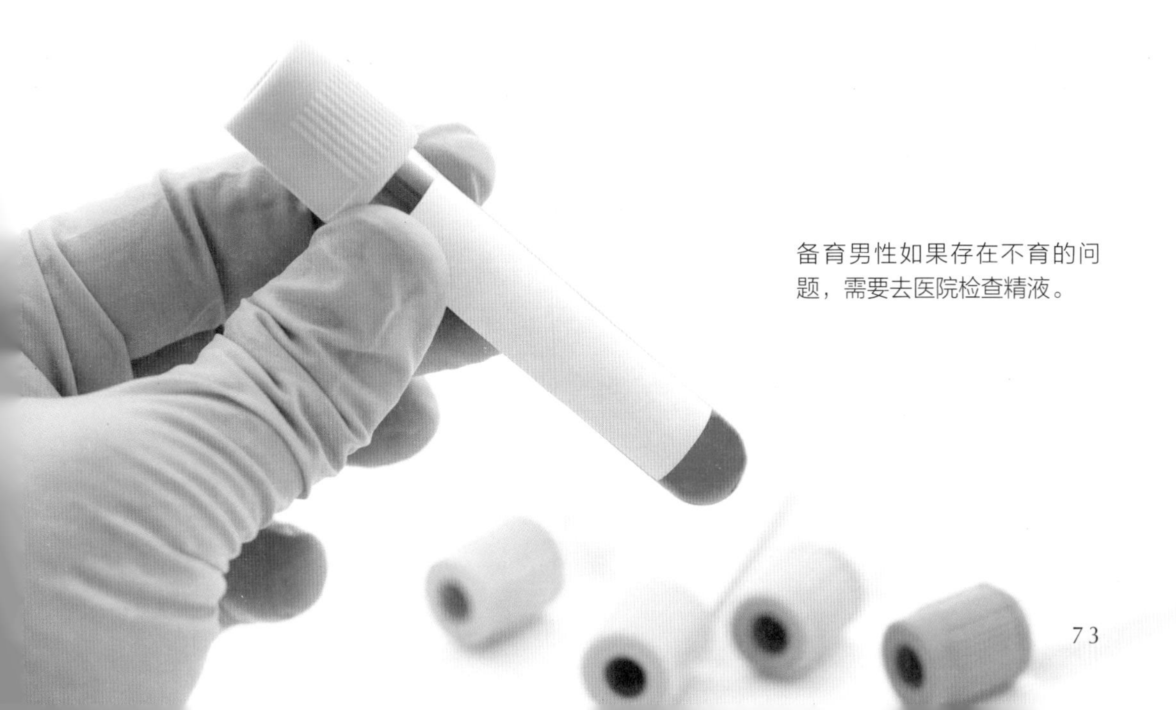

备育男性如果存在不育的问题，需要去医院检查精液。

备育男性要精心呵护精子

精子既不喜欢高温，也不喜欢低温

精子在35.5℃~36℃的恒温条件下才能产生与发育，高温和寒冷环境都会严重影响其质量。研究表明，低温下，异常超微结构的精子会显著增加，干扰正常精子的产生和活力。高温则会使睾丸温度高于精子生长发育的生理温度，严重影响生精细胞的功能。高温还会使睾丸发生代谢及各种生化与免疫反应，导致生精微循环改变，使得精子通过附睾的速率加快，精子成熟速度减缓，最终引起睾丸生精障碍，出现精子形态异常、精液质量下降、精子在睾丸中大量死亡，甚至睾丸萎缩。

想当爸，要避免经常蒸桑拿

蒸桑拿能够使血液循环加快，使全身各部位肌肉得到完全放松。因此，不少男性喜欢蒸桑拿，以解除疲劳。然而，频繁蒸桑拿可能造成不育。精子必须在相对低温条件下才能正常发育。一般桑拿浴室温度可达40℃以上，会严重影响精子的生长发育，导致弱精、死精等病症。因此，想要宝宝的男性，不要经常蒸桑拿。

高频振动易导致精子成熟障碍

研究表明，持续剧烈振动可导致自主神经功能、免疫功能、内皮细胞的内分泌功能异常，而这些功能的异常均可能影响生殖功能，增加无精子症、少精子症、弱精子症、畸精子症的患病概率。

电磁辐射易致精子畸形

睾丸是人体中对电磁辐射最为敏感的器官之一。过多使用手机会降低精子数量、活力，增加畸形精子数量。微波可通过热效应损害生精细胞，影响睾丸的内分泌功能，造成精子畸形率增高，质量下降。

备育男性要少吃这些杀精的食物

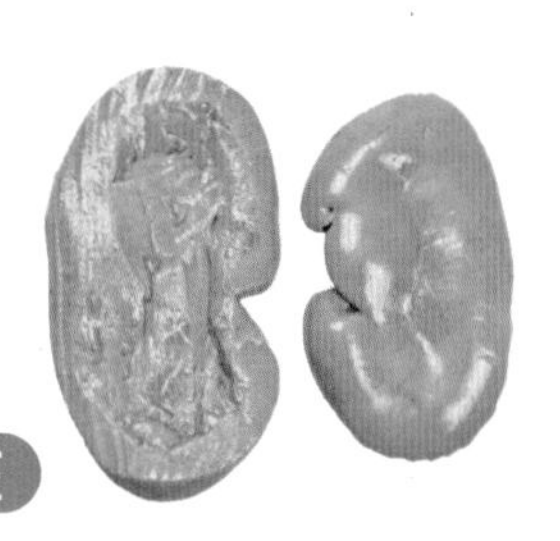

动物内脏

研究者曾在动物内脏，尤其是牛、羊、猪内脏中发现重金属镉，而镉会导致不孕不育。为了保险起见，备育男性要少吃动物内脏，每周吃不超过两次，每次不超过 50 克。

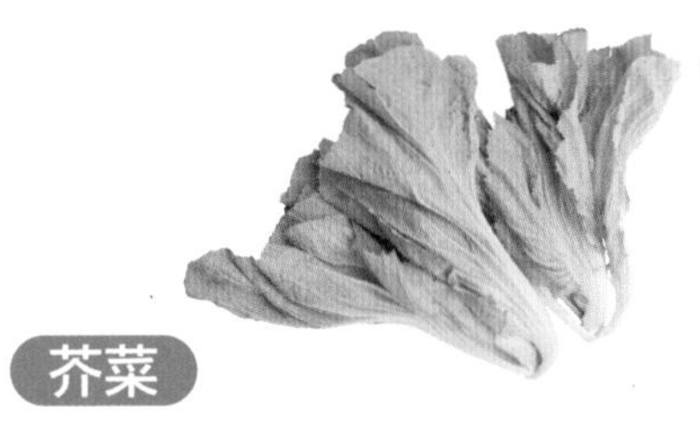

芥菜

芥菜能利水化痰、解毒祛风，有消肿醒酒的功效。但经常食用或过量食用芥菜，会抑制性激素的分泌，可能影响生育能力。

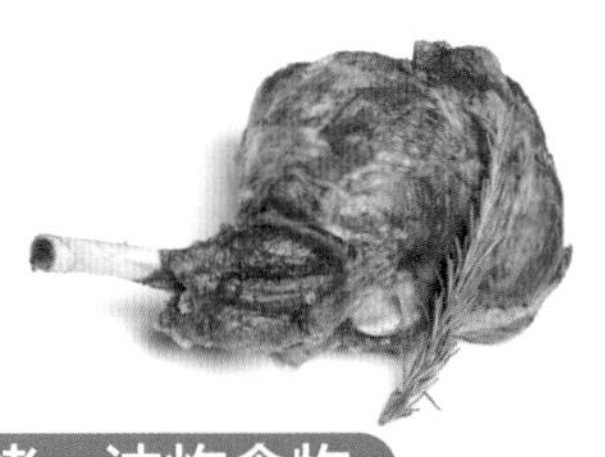

烧烤、油炸食物

烧烤、油炸食物含有致癌物丙烯酰胺，这种物质会影响睾丸生成精子，从而导致男性少精、弱精。油炸食物中的重金属镉还会直接对精子产生毒性，影响胚胎的质量，严重的还会导致畸形胚胎。

需要注意的是，这里所谓的烧烤食物是指用炭火烧烤的食物，而不是烤箱烤制的食物，烤箱烤制是一种比较健康的烹饪方法。

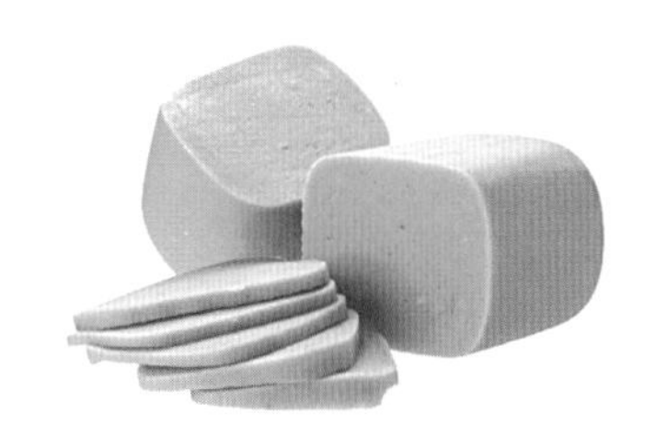

肉制品和脂肪含量高的乳制品

肉制品在腌制和加工过程中会产生亚硝酸盐。亚硝酸盐是导致身体疲劳、引发癌症的重要因素，肉制品在加工过程中的卫生状况也令人担忧。备育男性大量食用加工肉类、脂肪含量高的乳制品等，会使有害物质聚集在体内，影响精子的质量和数量。

想要高质量的精子，试试这些食物

番茄红素——增加精子数量、提高精子活力

番茄红素可以调理备育男性的身体。番茄红素属于胡萝卜素类，是植物中所含的一种天然色素，因最早从番茄中分离制得而得名。实验结果表明，番茄红素不良反应较少，适合长期食用。

食用番茄的注意事项

番茄不能与肝素等抗凝血药物同食，因为番茄中含有维生素 K，它是一种促进凝血的物质，与抗凝血药物同服用会大大削减药效，对疾病的治疗不利。

服用新斯的明或加兰他敏等抗过敏药物时不要食用番茄，因为番茄中的营养物质会对这些药物产生影响，引发不良反应。

未成熟的番茄不要食用，因为其中的番茄碱含量较高，食用后可能产生恶心、呕吐、胃痛等不适症状，一次食用过多还可能发生食物中毒。

印度科学家最先发现了番茄红素与精子数量的关系。他们发现，不育男性体内番茄红素的含量偏低，同时番茄红素还与精子的形态及活力有关。

接受试验的男性年龄为 23~45 周岁，存在的问题是长期不育。试验者每天服用两次番茄红素，每次 2 毫克，服用 3 个月后，他们精子的数量、形态和活力均有了明显改善，其中 73% 的试验者精子活力提高，63% 的试验者精子形态改善。

人体自身无法合成番茄红素，只能从番茄等食物中摄取。圣女果中富含番茄红素，且其维生素含量是普通番茄的 1.7 倍。

天然维生素 E——提高精液质量

对于备孕的夫妻来说，备孕女性的身体固然重要，但若备育男性的身体好了，怀孕也会更加容易。此时，不妨补充点天然维生素 E。天然维生素 E 直接存在于精子内而非精浆中，可以使精子免受氧化损害，从而避免形态损伤，对保护精子的正常形态和活力有着重要作用。天然维生素 E 还可以提高精子的成活率，降低精子的畸形率。

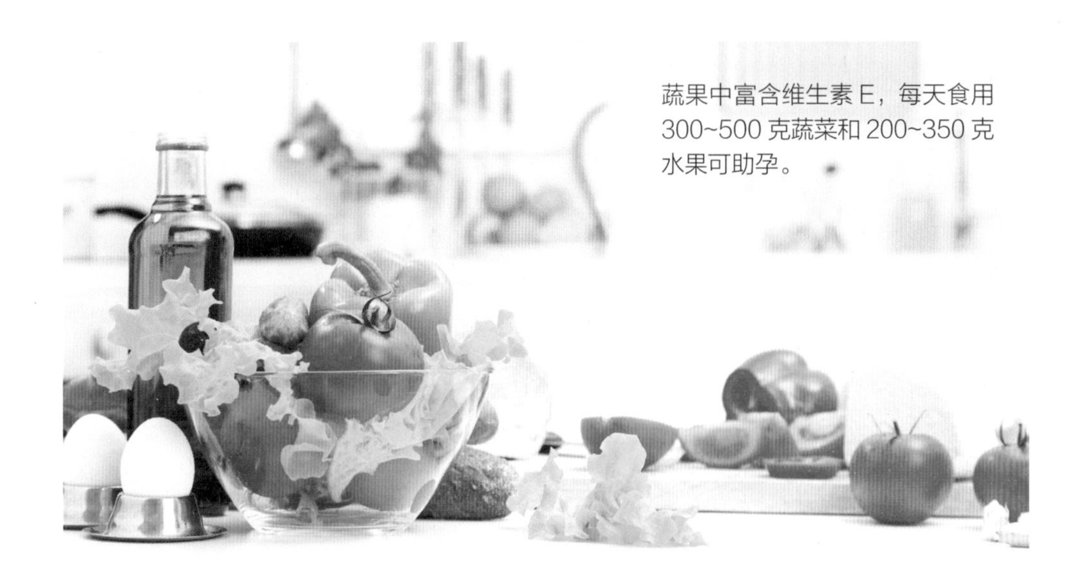
蔬果中富含维生素 E，每天食用 300~500 克蔬菜和 200~350 克水果可助孕。

服用方法

维生素 E 的每天推荐用量为 100~200 毫克，备育男性可以每天早晚各服 1 片 100 毫克规格的维生素 E 片。

警惕服用维生素 E 过量

尽管维生素 E 对人体有许多好处，但绝不能随意服用，需遵医嘱。滥用维生素 E 对身体不仅无益，而且可能有害。长期大剂量服用维生素 E 会有潜在毒性，可能导致恶心、呕吐、眩晕、视力模糊、胃肠功能及性腺功能紊乱等症状，还可能诱发血栓性静脉炎、肺栓塞、下肢水肿、免疫力下降等问题。

某些激素类药品，可用于治疗少精子症

氯米芬、人绒毛膜促性腺激素不仅可以用于备孕女性诱导排卵，还可以用于治疗备育男性少精子症。

当备育男性每次射精量少于 2 毫升，或者每毫升精液中精子数量少于 2000 万个时，想生育宝宝便很困难。这种情况下，中医通常用中成药进行调理，例如六味地黄丸、桂附地黄丸等。而西医则会使用女性常用的激素类药品来调理，比如氯米芬、人绒毛膜促性腺激素等。这些药品主要作用于男性下丘脑，促进男性促性腺激素的释放，使睾丸制造精子的功能旺盛，从而使精子数量增加、活力加强。

“伟哥”不可靠，要靠营养素

“伟哥”是一种激素，用于治疗男性的阳痿。有些男士经常依靠服用“伟哥”来完成夫妻性生活，长期下去有百害而无一利。提高夫妻性生活的质量，不能靠外界的激素，而必须设法补充身体必要的营养素，让身体自身来合成必要的物质。身体必要的营养素见下表。

营养素	功效
维生素 A	一些医学专家的研究证实了男性精子发育不成熟与缺乏维生素 A 有关。缺乏维生素 A，会使男性睾丸萎缩、精子发育不良，影响生殖功能，使男性对性生活失去热情
B 族维生素	B 族维生素是三大营养物质能量转换的必要物质。没有足够的 B 族维生素的参与，能量的转换就将出现障碍，没有了能量，要想达成持久的夫妻性生活也是不可能的
维生素 E	维生素 E 又称生育酚，与生育功能有关，因为维生素 E 能保持细胞的活性。维生素 E 可促进男性性激素的分泌，增加精子的数量，增强精子的活力，帮助维持生殖功能
蛋白质	激素的合成必须有足量且均衡的优质蛋白质，如果缺少优质蛋白质，就不能合成相应的激素，也就不能保证有足够的性冲动
锌	充分地摄取锌能让性能力提高，如果锌的摄取不足，性能力就会衰弱。男性的前列腺中含有丰富的锌，前列腺与性激素的合成有关，它能让精子更具活力，这就是锌又被称为“性矿物质”的原因

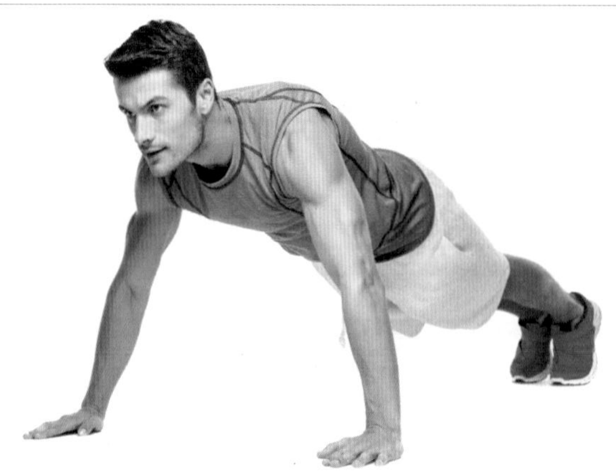

番茄肉末意面

完美视频教程
扫码即可观看

材料 番茄 100 克，牛肉 50 克，洋葱 30 克，意大利面 40 克。

调料 盐 1 克，植物油适量。

做法

1. 番茄洗净，去皮，切小块；牛肉洗净，切末；洋葱去老皮，洗净，切碎。
2. 将意大利面放入沸水中，加几滴油煮 15 分钟至熟，盛出。
3. 平底锅倒油烧热，放入洋葱碎煸香，倒入番茄块和牛肉末翻炒至浓稠，加盐调味，拌入煮好的意大利面即可。

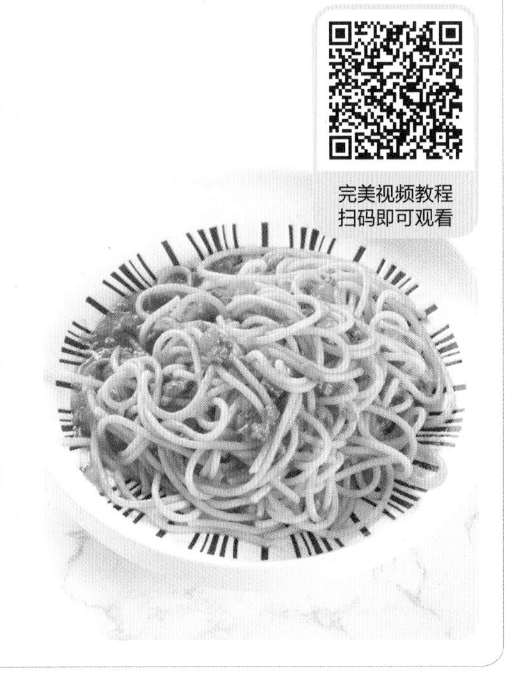

韭菜豆渣饼

完美视频教程
扫码即可观看

材料 黄豆渣 50 克，玉米面 80 克，韭菜 40 克，鸡蛋 1 个。

调料 盐 1 克，香油 2 克，植物油适量。

做法

1. 韭菜洗净，切碎；黄豆渣、玉米面混合均匀，磕入鸡蛋，加入韭菜碎，调入盐和香油搅匀，团成团，压成小饼状。
2. 平底锅中倒少许油烧热，放入小饼，小火烙至一面金黄后翻面，烙至两面金黄即可。

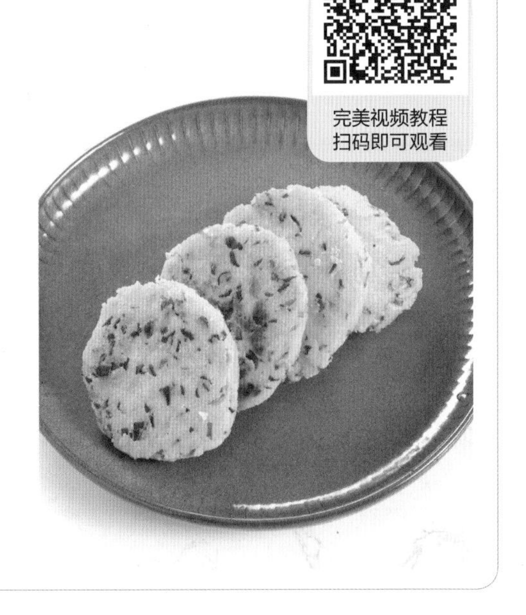

性生活频率拿捏好，精子质量更佳

性生活时间间隔太久会影响优生

超过 1 周没有性生活，就算禁欲时间长了。禁欲的时间越长，贮存在体内的精子就越多，但精子会不断衰老、丧失活力。保持适当的排精次数，有利于在衰老精子的解体和新精子的成熟之间保持动态平衡。如果长时间没有性生活，精子就会失去受精能力。

两地分居的夫妇重逢后，最初几次排出的精液中老化的精子比较多，即使在夫妻同房后卵子受精，也容易发生胎儿智力低下、畸形甚至流产。

间隔多长时间再同房有助于优生

研究发现，禁欲 24 小时就能使精子储备迅速恢复。但生殖能力有问题的男性有必要在计划受孕日前禁欲 3~5 天，届时再采取隔日同房 1 次的办法，这样比每天 1 次更能增加女方受孕的机会。但如果精子活力较差，每天同房 1 次可能更有助于提高精子的活力。

孕前 3 个月调整性生活频率

虽然睾丸每天生成的精子数量多，但是 1 次射精后，精子要经过将近 1 周的时间才能成熟。因此在孕前 2~3 个月的这段时间，建议每周最好进行 1~2 次性生活。到了孕前 1 个月，可以在女性排卵期适当增加同房次数，以两三天一次为佳。

性生活的度要掌握好

年轻的新婚夫妇，性生活会更频繁，有的每晚 1~2 次且持续 1~3 个月。年轻人在新婚期性生活过得多一些是可以理解的，但是也不能提倡这种“狂轰滥炸”的方式。纵欲过度容易导致不射精、性欲减退或者阳痿，从而影响夫妻关系。

有人对恩爱的夫妇进行过调查，结果显示，很多恩爱夫妇过性生活的频率并不比普通夫妇高，但他们的性生活却能达到“高标准”。因此想要有和谐的性生活，就必须把握好度。

影响男性优生的工作

高强度的工作

很多男性的工作强度高、节奏快、压力大，从而导致身体状况不佳，生育能力也受到了一定的影响。长时间熬夜加班，作息不规律，也会导致夫妻性生活不和谐。为了下一代的健康，从事高强度工作的男性在备育期要及时做出调整。如果男性的工作平时需要出差，在备育期最好和领导、同事沟通好，调整出差的计划。同时，备育的这段时间，从事高强度工作的男性可以通过增加生活或者工作上的乐趣，适当放松身心，保持愉快的心情。

有毒有害工作

工作	影响
接触重金属铅、汞等	影响精子的生成过程
接触氨甲蝶呤、氯丙烷、氯乙烯等	影响精原细胞
接触化学药品，如接触雌激素、补血平等	影响精子的生存能力，并使畸形精子的数目大大增加
接触电离辐射	性腺对电离辐射极为敏感，辐射可导致精子缺乏
接触农药	男性在接触某些农药后，可使精子细胞内的脱氧核糖核酸（DNA）发生微妙变化，妻子怀孕后的流产概率比一般人高，并有可能导致后代精神异常

纠正影响优生的不良习惯

改掉使用手机的不良习惯

手机是人们普遍使用的重要通信工具，其辐射很难避免。养成良好的使用手机的习惯有助于减轻辐射危害，例如，尽量让手机远离腰腹部；不要把手机放在衣服口袋里；晚上手机充电时，不要将其放在床头；身边有坐机时尽量不用手机，用手机打电话时尽量长话短说；长时间通话时，应注意更换耳朵或改用耳机；墙角等狭小区域信号弱，辐射较强，应尽量到开阔的、信号好的地方接打电话；接听电话时不要把手机紧贴耳朵，可在接通后再放在耳边。

手机的高频微波会造成精子数量减少、精子活力下降，把手机放在裤兜里，对精子的威胁更大。

最好不要使用电热毯

精子对高温环境非常敏感。一般条件下，阴囊温度应比体温低 0.5℃ ~1℃，也就是 35.5℃ ~36℃（正常体温为 36.5℃），位于阴囊中的睾丸和附睾的温度也要低于体温，这是保证精子生成和成熟的重要条件之一。

男性如果常用电热毯，经常处于高温环境中，就可能使阴囊、睾丸和附睾的温度升高，从而影响精子的生成和成熟。因此，准备生育的男性不宜长期使用电热毯。

使用电热毯时需注意的问题

最好在睡前通电加热，入睡时即关上电源，不要通宵使用。

常用电热毯的人要多喝水。

在电热毯上铺上一层毛毯或被单，以避免人体与电热毯直接接触。

经常趴着睡不利于生育

趴着睡容易导致频繁遗精

趴着睡觉时，身体会压迫阴囊，刺激阴茎，进而导致遗精的频率大幅提高。年轻人的阴茎本来就对外界的刺激比较敏感，因此更容易造成遗精。

频繁遗精会给身体造成很大的伤害，比如，头昏脑胀、腰酸背痛、浑身无力、注意力不集中等。这样的身体如何能保证未来的宝宝身体健康呢？

仰卧睡姿最适宜

男性最好采取仰卧的睡姿，备育期间更是如此。仰卧的时候最好能将双腿自然分开，既可以避免发生精索扭转，让阴囊和阴茎拥有充分的活动空间，又能有效散热，促进生殖器官的血液循环，对生殖系统健康很有好处。

经常趴着睡等于给阴囊加温

精子对阴囊的温度有一定要求，需要阴囊保持常温，它才肯“出来”。趴着睡觉时，阴囊在一个温度较高的环境下，会对精子的生成造成一定的影响。

长时间侧睡可能导致精索扭转

长时间侧睡可能会造成睾丸上面的精索发生扭转。精索就像绳索一样，侧睡时容易发生扭转和打结，会造成严重的后果。精索是睾丸的一条重要通道，为睾丸提供营养和运输代谢物的血管都需要从中通过。精索扭转就像交通堵塞了一样，没有营养供给的睾丸在 12 小时以后就有缺血、坏死的危险。因此，备育男性不宜长时间侧睡。

要优生，养肾很关键

养好肾，给宝宝良好的先天之本

中医认为，肾为人的“先天之本”，主藏精，主生殖。肾中精华充实，则身体强壮、精神焕发。所以，要想得到一个聪明健康的宝宝，就必须养好肾，因为只有这样，才能给宝宝一个良好的先天之本。

经常熬夜，肾虚找上门

工作中经常熬夜加班成了现代男性的通病。此外，夜生活的丰富（如泡酒吧、打游戏、唱卡拉 OK 等）也让更多的男性流连忘返。一旦阴精耗损过多，男性就会过劳伤肾，出现黑眼圈、精神不振等症状，40 周岁后更容易出现肾虚。

吸烟、酗酒易伤肾

经常吸烟会伤肺，而在中医五行中，肺属金，肾属水，金生水，肺金和肾水是“母子”关系。在生理功能中，肺肾相生，也就是说肺和肾互相配合、互相影响。因此肺气一旦虚损就很容易导致肾气衰弱。

长期酗酒容易伤肝，而肝肾同源，肝肾之间关系密切，肝藏血，肾藏精，精血同源，相互滋生和转化。肝血一旦受到伤害，就会波及肾。

久坐不动的人易肾虚

久坐会导致全身的气血经络受阻、代谢物质排泄缓慢，容易出现腰酸、背痛、肢体麻木等症状。再加上长时间保持一个姿势，很容易压迫与肾相表里的膀胱经，使得膀胱经气血不畅，自然就会影响到肾，造成肾虚。

经常憋尿会影响肾功能

经常憋尿会使膀胱内的尿液越积越多，含有细菌和有毒物质的尿液不能及时排出体外，就容易引起膀胱炎、尿道炎等问题。严重时，尿路感染还能向上蔓延到肾脏，引起肾盂肾炎，甚至影响到肾功能。

性生活过度会伤肾

肾是人的生命之本，平时过度纵欲，就会伤肾精，精伤则神伤，“先天之本”

受损，人就会显得精疲力竭，还会出现腰酸、早衰、健忘等问题。此外，很多年轻人自恃体力好，性生活过于猛烈，体力消耗很大，无疑也会增加肾的负担，时间长了就会导致肾虚。

一般来说，要以性生活之后不感到过分疲倦和酸痛，第二天精神饱满为宜，这种状态才不会伤肾。要避免一日进行多次性生活。

饮食有度，为肾脏减负

1.饮食宜清淡。中医认为，高盐饮食会伤血、害肺、损肾，使皮肤失去光泽，容易导致高血压、动脉硬化、心肌梗死及肾脏病。每人每天吃盐量不宜超过5克。高脂饮食不仅会使身体肥胖，诱发高血压、糖尿病等，还会给肾脏增加负担。

2. 饮食忌暴饮暴食。暴饮暴食后，食物消化会在短时间内需要大量消化液，明显加重消化器官的负担。如果平时吃得太多，超过了身体的需求范围，就会产生过多的代谢废物。这些废物大多经过肾脏排出，自然而然就会增加肾脏的负担，还会加重肾病患者的病情。

3. 注意水的补给。如果长时间不喝水，尿量就会减少，尿液中携带的废物和毒素的浓度就会提高，很容易诱发肾结石、肾积水等肾病。要想肾好，适当多喝水很重要，建议每天喝 2000~3000 毫升水（相当于 8 大杯水）。饮水以温开水为宜，冰镇的水伤肾气。

按摩养肾法

1.按摩涌泉穴。盘腿端坐，赤足，左手拇指按压右足涌泉穴（足底前1/3凹陷处），左旋按压30次，右旋按压30次。然后用右手拇指按压左足涌泉穴，方法同前。

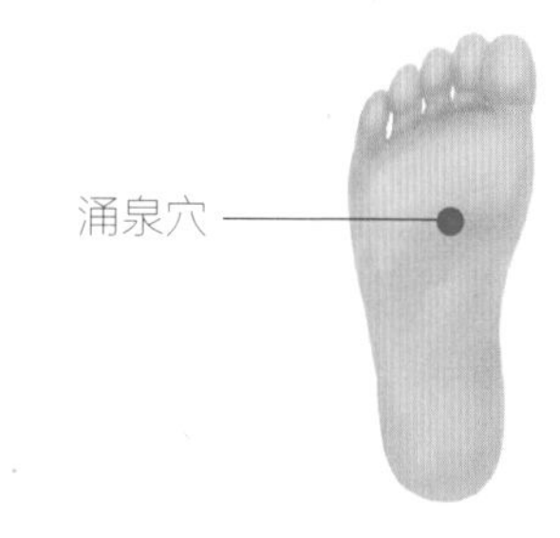

2. 按揉三阴交。坐在床上，左手拇指按压左腿三阴交（取穴方法：足内踝后向上移四横指的距离，对应足内踝骨突起点），左旋按压 20 次，右旋按压 20 次。然后用右手拇指按压右腿三阴交，方法同前。

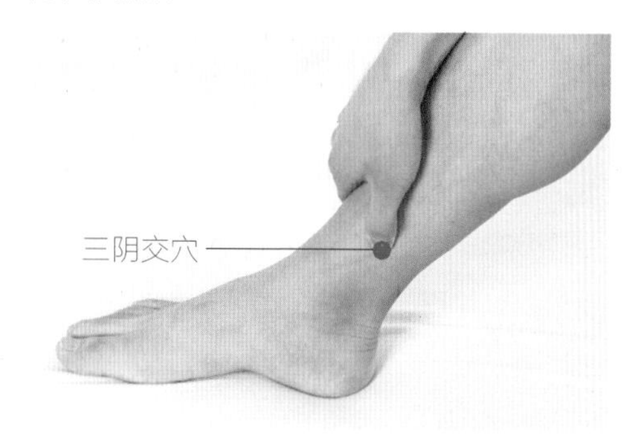

及时调理好
影响“造人”的病症

睾丸炎症，损害男性生育能力

一般来说，睾丸炎症是由细菌与病毒引起的。睾丸炎症分为慢性和急性两种。急性多发于中青年和儿童。慢性可由急性转变而来，也可无急性期，直接发生。慢性睾丸炎症因长期轻度感染而形成，临床表现为局部不适，附睾呈均匀轻度增大，发硬，与皮肤不粘连，输精管正常或稍发硬。发现本病后要进行及时、系统、有效的治疗，以防止引发睾丸损伤，损害生育能力。

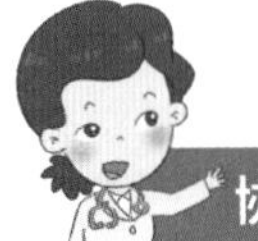

协和专家告诉你

睾丸损伤不严重或仅单侧受伤，不影响生育

男性身上最容易受伤的地方就是睾丸，一旦受伤就会疼痛不已，严重时会影响生育，甚至危及生命。幸运的是，如果睾丸损伤不严重或者仅单侧受伤，一般来说并不会影响生育。

比如，受伤时感觉有剧痛，但次日便恢复正常。这是因睾丸表面神经末梢较丰富、感觉较灵敏所致，一般来说内部损伤少，不影响生育。有时睾丸受伤较重，局部轻度瘀血，但数天后便消退。这种损伤是局部破损或皮下血管损伤，修复后也不影响生育。

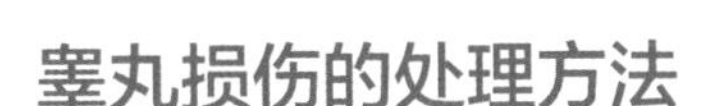

睾丸损伤的处理方法

睾丸损伤的治疗可以分为一般治疗和手术治疗。睾丸损伤不严重的患者可以采取纠正休克、镇静止痛、应用抗生素预防感染的一般治疗方法。睾丸损伤严重的患者在无法修复时，就要进行睾丸切除术，但应该尽量保留一部分白膜，这样还能保留部分内分泌功能。

输精管梗阻让“种子”无法输送

精子是男性的“生命的种子”，当“种子”无法运送出去时，不育症就自然而然地出现了。输精管不仅是精子的通路，还有使精子成熟并获得活力的功能。如果从曲细精管到射精管之间的这一段“道路”发生梗阻，精子的排出便会受阻，就会进一步造成不育。

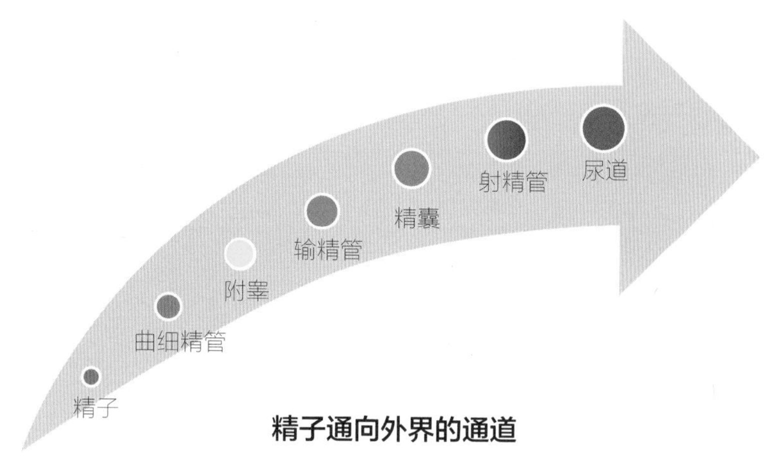

精子通向外界的通道

造成输精管梗阻的因素可以分为先天性因素和后天性因素，而以后天性因素较为多见。

先天性梗阻可以发生在睾丸至输精管的任何部位，主要包括先天性输精管缺如或闭塞、先天性附睾发育不良、附睾与睾丸不连接、先天性精囊缺如等。后天性梗阻最常见的原因是感染，其次是损伤、肿瘤。

附睾炎是引起输精管道梗阻的常见炎症，治疗附睾炎以手术治疗为主，如输精管吻合术、人工精池术、输精管－附睾吻合术等。

生殖道感染易使精子活力降低

有的男性因为各种原因出现生殖道感染，致使附近组织炎性增生，造成输精管壁增厚，管腔纤维化狭窄，使精子不能输出。炎性反应又会导致精子活力降低，或丧失精浆成分，进一步影响精子的质量。造成不育症的炎症主要包括附睾炎、精囊炎、前列腺炎等。

在进行消除感染的治疗时，应以无损伤性治疗为主，比如输精管内注射药物等，除非患者有明显的症状且口服药物无效。因为这些药物虽然能消除感染，但也可能会引起生殖道局部的炎性改变，仍然不利于生育。

男性性功能障碍会影响生育吗

男性的性功能障碍主要包括阳痿、早泄、逆行性射精或者不射精。通常来说，对于有早泄、持久力不足等性功能障碍的男性，只要精子能顺利通过阴道，就还是具有生育能力的。但是，阳痿、勃起障碍、逆行性射精及不射精等，会影响生育。性功能障碍患者克服心理障碍，及时去医院治疗是有必要的。

备育男性的饮食调养方案

备育男性的营养和优生

精子的生存需要优质蛋白质、多种维生素、矿物质等，如果男性偏食，饮食中缺少这些营养素，精子的生成就会受到影响，可能会产生一些“劣质”的精子。因此，备育男性要做到在每种食物都均衡摄入的前提下，多吃些富含锌、精氨酸等有利于精子生成的食物，如牡蛎、河鳗、墨鱼等。

备育男性一定要吃的壮阳食物

有些食物可以提高精子质量、增加精子数量，适当食用还可以提升备育男性的魅力。

食物	壮阳功效	食用宜忌
韭菜	具有固精、助阳、补肾、暖腰膝的功能，适用于阳痿、早泄、遗精等病症，是“男性之友”，尤其适用于备育男性	韭菜不易消化，一次不应吃得太多；胃虚有热、下部有火、消化不良者，皆不宜吃韭菜
枸杞子	补肾益精、养肝明目。对肝肾阴亏、腰膝酸软、头晕目眩、遗精有很好的疗效，能够增强性功能	由于它温热身体的效果相当强，正在感冒发烧、身体有炎症、腹泻的人不宜食用
香蕉	富含镁，而镁可以增强精子的活力，提高男性的生育能力	香蕉性寒，故脾胃虚寒、胃痛、腹泻者应少食，胃酸过多者最好不吃
羊肾	补肾益精。主治肾虚劳损、腰脊冷痛、足膝痿弱、耳鸣、耳聋、阳痿、滑精、尿频等。能有效增强性功能，改善“性趣”不足	由于羊肾能够显著增强性欲，所以不宜经常过量食用
桑葚	桑葚是桑树的果实，又叫桑果，能补肝、益肾、滋补阴液。主治肝肾阴亏引起的各种症状	脾胃虚寒、腹泻者不宜食用

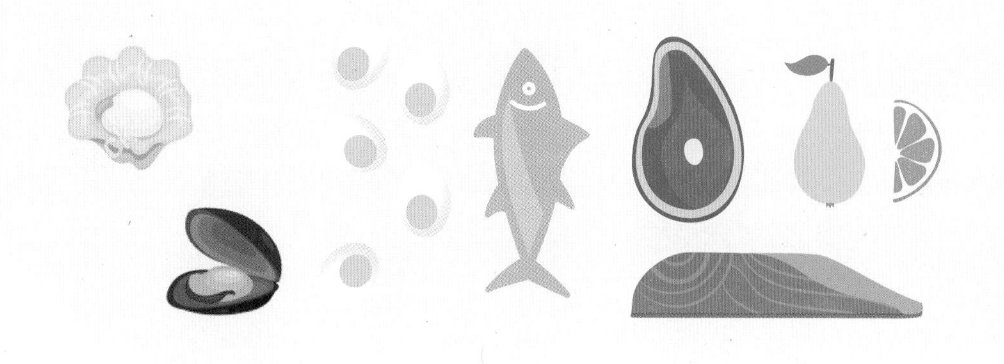

续表

食物	壮阳功效	食用宜忌
牛肉	中医认为，牛肉有补中益气、滋养脾胃、强健筋骨的功效。牛肉中的锌含量丰富，锌不但是构成精子的重要元素，还和精子的生成过程密切相关	牛肉不宜常吃，以一周一次为宜。患有感染性疾病、肝病和肾病的人要慎食
牡蛎	牡蛎中锌的含量是目前所知的天然食物中最高的，它是天然的补精良药	皮肤病患者忌食。脾胃虚寒、慢性腹泻者不宜多吃
鹌鹑	具有益中补气、强筋健骨、补血填精的功效。对肾精不足引起的腰膝酸软、夜尿频多、阳痿、早泄等有一定食疗效果	感冒期间不要食用。不宜与猪肉一同食用
鳙鱼	俗称胖头鱼，具有温肾益精、补脾暖胃的功效。特别适合肾阳不足的人食用	鳙鱼性热，容易上火的人宜少食

这些食物会影响男性备育

莲子心

清心泻火，可以降血压，有养心、安神、止汗的功能，但吃多了会降低性欲。

鱼翅

鱼翅中的汞等重金属的含量较高，容易造成男性不育。人体内汞含量过高还会损害人的中枢神经及肾脏，所以备育男性不宜食用。

菱角

可平男女之欲火。《食疗本草》中说：“凡水中之果，此物最发冷气，人冷藏，损阳，令玉茎消衰。”

运动适度，
精子质量才会好

剧烈运动会降低精子质量

提倡备育男性适当运动，但不能剧烈运动。因为剧烈运动会消耗大量的能量，增加机体对氧气的需求量，即使呼吸加深加快也无法满足机体对氧气的需求。在缺氧状态下，为人体提供能量的葡萄糖会改变策略，发生无氧酵解，从而产生大量的乳酸等酸性代谢物。一些酸性代谢物会通过血液循环进入睾丸，而睾丸出于自卫，会产生氧化应激反应，从而产生大量的活性氧成分，如果活性氧成分超过了精液自身的抗氧化能力，就会损伤精子。精子质量受损会导致受孕概率降低，甚至导致暂时性的不育。

剧烈运动后精子复原需要时间

很多男性身体健康，没有不良嗜好，但是无法生育，检查来检查去，竟是经常进行剧烈运动惹的祸。但也不必过于担心，剧烈运动会对生育能力造成影响，但不至于导致永久性不育症。停止剧烈运动后，充分休息，服用能提高精子活力的药物，几个月后精子活力、密度就会恢复正常。但是剧烈运动后再恢复，需要好几个月的时间。

暂时告别长时间骑车

长时间骑车会导致脆弱的睾丸外囊血管处于危险之中，所以应尽量避免。如果一定要长时间骑车，最好穿上有护垫的骑行短裤，并选择具有良好减震功能的自行车。

散步是备育男性的优选运动方式

身体各项功能正常是孕育一个健康宝宝的前提。备育男性如果想要一个强健的体魄，就必须进行体育锻炼。而散步这种运动，既不需要费用，又方便灵活，是备育男性的优选运动方式。

散步时最好快走，以微微出汗的程度为宜，这样具有加快下肢血液循环的良好效果。上班族可以在上下班途中适当地以步行代替坐车，比如提前一两站下车，居住的地方和工作地点比较近的，可以走着去上班。这样既可以为忙碌的生活注入运动的活力，又可以收到较好的运动效果。

适合循环训练的俯身游泳运动

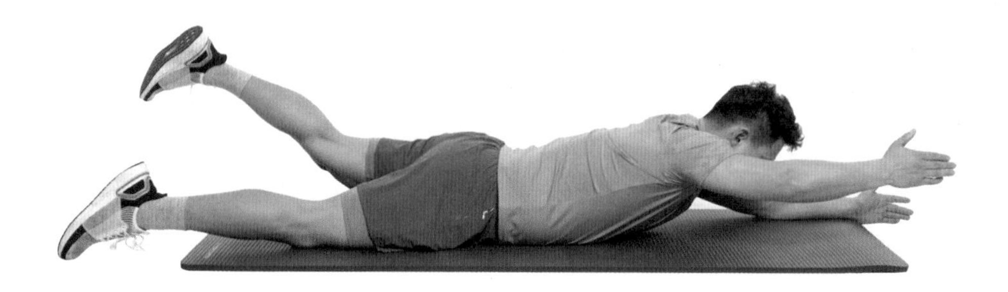

1 身体保持俯卧状态，双臂向前伸展。

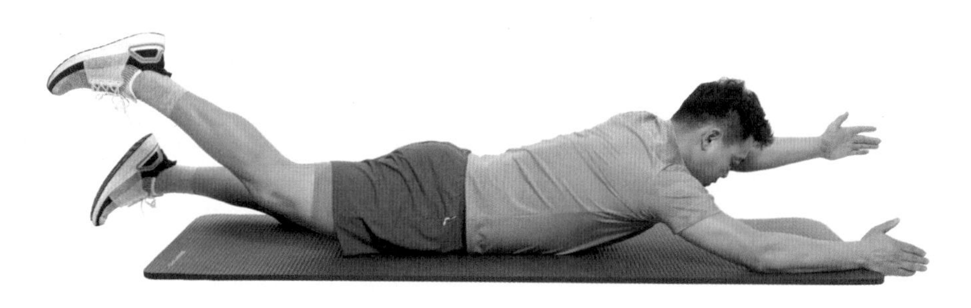

完美视频教程
扫码即可观看

2 保持这个姿势不变，然后抬起双臂来做游泳动作。在做游泳动作时，尽量向后活动，感受背部的挤压。

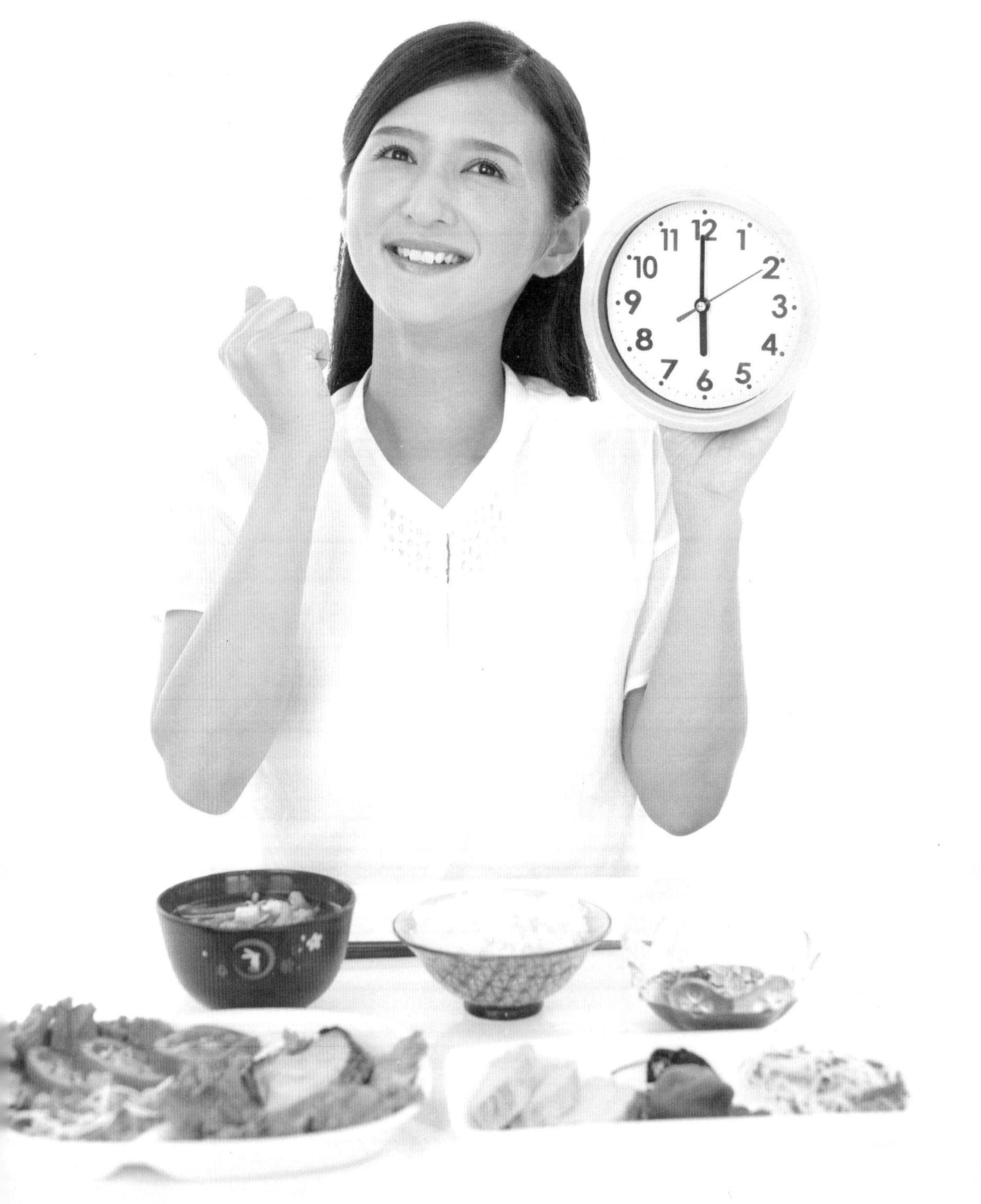

Chapter 3

孕前 6 个月：做做孕前检查，改改生活方式

如果夫妻已经确定要小宝宝的时间了，那么现在就可以做生活方面的规划了。对于大多数人而言，要小宝宝的经历一生只有一两次，为了让这个过程更加完美，准备是绝对值得的。将来，一个聪明健康的宝宝就是最好的回报。从计划要宝宝的这一刻开始准备吧！

孕前全面体检做起来

孕前检查是送给宝宝的第一份保险

有些女性怀孕前月经很正常，平时身体基本没什么异常表现，但怀孕后会胚胎停育。从医学上讲，有很多疾病的症状是不明显的，但在怀孕后，这些疾病却可能会影响胎儿的生长发育。比如，TORCH 感染会导致胎儿畸形。因此，备孕夫妻孕前一定要做检查。健康的宝宝需要夫妻双方共同努力，我们的目标不只是怀上，更要母婴健康。

错过了孕前检查也不要怕

有一部分备孕夫妻因为不了解孕前检查、嫌麻烦或者错过检查的时间等原因而没有进行孕前检查，在还没有确定身体状况是否适合怀孕的情况下，宝宝就悄然来临。这时也不要过分担心，因为从怀孕到分娩，孕妈妈还要做大大小小的各种产检，到时千万不要再错过了。

孕前检查不能用婚前检查代替

婚前检查是指结婚前，男女双方进行的常规体格检查和生殖器检查，以便发现疾病。需要注意的是，不能以为婚前检查过关就不用做孕前检查了。孕前检查基本上可以涵盖婚前检查的内容，如体格检查、生殖器检查、慢性疾病检查等，但也有一些婚前检查没有的内容，如血液、染色体等可以排除女性病毒感染、男性染色体平衡异位的检查项目。

此外，很多新婚夫妇由于各种原因，

孕前检查挂什么科

一般只要去医院的导医台咨询一下，就可以知道挂哪一科了。有些医院还专门设有孕前检查专科门诊，专门提供孕前检查服务。也有些医院会把孕前检查设在内科，而有的医院会把孕前检查设在妇科或计划生育科。不同的医院有不同的规定，最好先到医院导医台进行详细询问再排队挂号，以免浪费精力，耽误检查时间。

婚后并没有马上要小孩，也许夫妻俩在婚前检查时一切正常，但到妻子怀孕时往往已间隔一段时间，此时，夫妻俩的身体状况可能已经发生了变化，应到医院做孕前检查。有些孕妇查出问题时已到了孕晚期，面对保胎还是引产，往往进退两难。所以，最好在孕前进行全面检查。

备孕女性孕前常规检查项目

检查项目	检查内容	检查目的	检查方法	检查时间
身高体重	测出具体数值，评判体重是否达标	如果体重超标，最好先减肥，将体重调整到正常范围	用秤、标尺来测量	孕前 1个月
血压	血压的正常数值: 收缩压 <130 毫米汞柱 舒张压 <80 毫米汞柱	怀孕易使高血压患者血压更高，甚至会威胁准妈妈的生命安全	血压计	孕前 3个月
血常规及血型	白细胞、红细胞、血沉、血红蛋白、血小板、ABO 血型、Rh 血型等	是否患有贫血、感染等，也可预测是否会发生血型不合	静脉抽血	孕前 3个月
尿常规	浊度、尿色、尿比重、酸碱度、白细胞、亚硝酸盐、尿蛋白、葡萄糖、酮体、尿胆原、尿胆红素、红细胞等	有助于肾脏疾病的早期诊断，有肾脏疾病的女性需要治愈后再怀孕	尿液检查	孕前 3个月
生殖系统	筛查滴虫、真菌感染等尿道炎症以及淋病、梅毒等性传播疾病，有无子宫肌瘤、卵巢囊肿、宫颈病变等	如患有性传播疾病、卵巢肿瘤及影响受孕的子宫肌瘤，需先彻底治疗再怀孕	阴道分泌物、宫颈涂片及B超检查	孕前 3个月
肝肾功能	包含肝肾功能、乙肝病毒、血脂等	肝肾功能异常者怀孕后，病情可能会加重，甚至会发生早产	静脉抽血	孕前 3个月
口腔	是否有龋齿、未发育完全的智齿及其他口腔疾病	怀孕期间，原有口腔隐患易加重，会影响胎儿的健康。口腔问题要在孕前解决	口腔检查	孕前 3个月

备孕女性孕前特殊检查项目

检查项目	检查目的
乙肝病毒抗原抗体检测	乙肝病毒可以通过胎盘引起宫内感染或者通过产道引起感染，会导致宝宝成为乙肝病毒携带者，做此项检测可让备孕女性提早知道自己是否携带乙肝病毒
糖尿病检测	怀孕会加重胰岛的负担，可能会诱发严重并发症，因此备孕女性要做空腹血糖检测，必要时进行包括葡萄糖耐量试验在内的检测
遗传疾病检测	为避免下一代有遗传疾病，备孕夫妻只要有一方有遗传病史，就要进行相关检测
Rh 溶血检查	当备孕女性有不明原因流产史时，或当二孩妈妈的血型为 Rh 阴性，而丈夫血型为 Rh 阳性时，应该检测有无抗体生成
TORCH 筛查	筛查备孕女性是否感染弓形虫、风疹病毒、巨细胞病毒、单纯疱疹病毒以及其他病毒。感染这些病毒可能会引发流产、死胎、胎儿畸形、胎儿先天智力低下或胎儿神经性耳聋等
染色体检查	检查备孕女性是否患有克氏征、特纳氏综合征等遗传疾病及不孕症

备孕女性甲状腺功能检查

在备孕阶段，医院孕检要求里会包含甲状腺功能检查，如果孕妈妈孕前没有做这项检查，那么在孕 8 周之前最好补做此项检查。

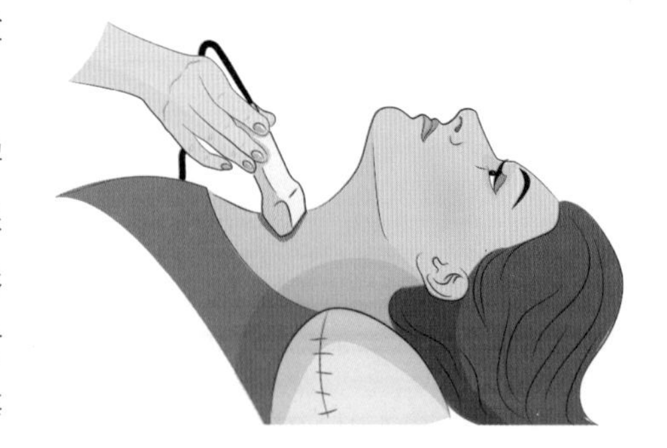

甲状腺跟怀孕的关系，直白来说就是怀孕可使已有的甲状腺疾病加重，也会增加甲状腺疾病发生的风险，而未控制的甲状腺疾病会影响胎儿的神经和智力发育。妊娠甲状腺疾病对母婴的危害不亚于妊娠高血压、妊娠糖尿病等孕期常见病，更可怕的是它早期没有明显的症状，所以，即使孕前没有甲状腺疾病，孕期也没有出现甲状腺异常，也要做甲状腺检查。

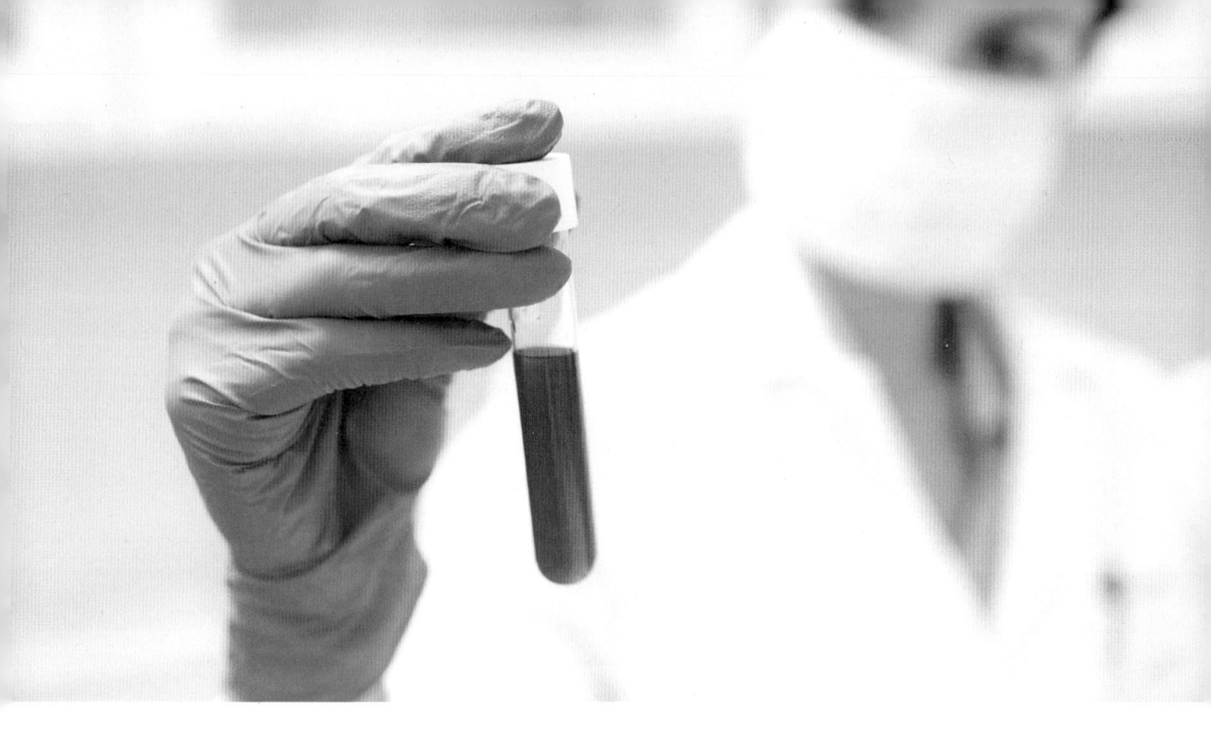

备育男性检查项目

检查项目	检查目的
血常规检查	有无病毒感染、白血病、组织坏死、败血症、营养不良、贫血等，检测血型
血糖检查	是否患有糖尿病
血脂检查	是否有高脂血症
肝功能检查	肝功能是否受损，是否有急（慢）性肝炎、肝癌等肝脏疾病
肾功能检查	肾脏是否受损，是否有急（慢）性肾炎、尿毒症等疾病
内分泌激素检查	体内性激素水平
精液检查	精液是否有活力或者是否少精、弱精。如果少精、弱精，则要从营养上补充，并改变不良生活习惯，如抽烟、酗酒、穿过紧的内裤等
男性生殖系统检查	是否有隐睾、睾丸外伤、睾丸疼痛肿胀、鞘膜积液、斜疝、尿道流脓等症状，是否动过手术，对下一代的健康影响如何
传染病	如果未进行体格检查或婚前检查，那么梅毒、艾滋病等传染病检查也是很有必要的
全身体格	全身检查及生育能力评估

孕前检查别忘了口腔

雌激素会加重口腔问题

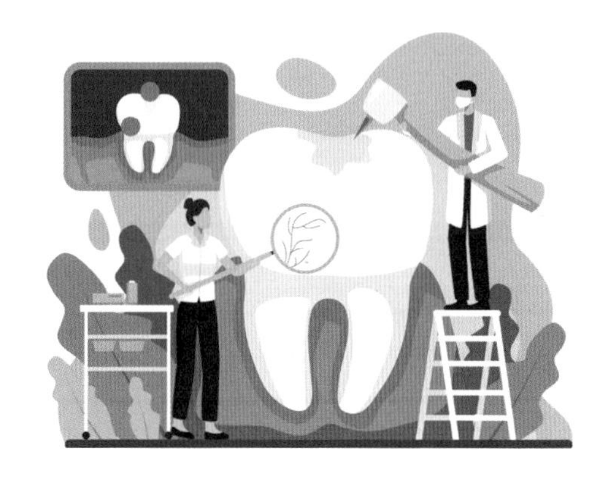

在孕期，孕妈妈体内雌激素迅速增加，免疫力降低，牙龈中的毛细血管会增生，血管的通透性增强，牙周组织变得更加敏感。这些变化会加重口腔问题，有些以前没有口腔问题的孕妈妈在孕期可能也会患口腔疾病。

口腔有问题不利于胎儿发育

由于怕影响胎儿，孕妈妈即使牙疼也不敢吃药，只能强忍着，心里特别烦躁，饭也不能好好吃。而孕妈妈的心情、营养摄入都会影响胎儿的生长发育。此外，孕期口腔问题有产生畸形儿、流产的风险，还会引发早产或导致新生儿低体重。因此，备孕女性最好在孕前解决口腔问题。

孕前口腔检查避免孕期口腔疾病

孕前口腔检查主要包括对牙周病、龋齿、冠周炎、残根、残冠等的检查。最好能洗一次牙，把口腔中的细菌去除掉，确保牙齿的清洁，保护牙龈，避免孕期因为牙菌斑、牙结石过多而出现牙齿问题。需要注意的是，男性患有牙周炎，也会影响精子质量，所以备育男性也要做好口腔检查。

孕前必须治疗的口腔疾病

检查项目	检查目的
牙周病	孕期牙周病越严重，发生早产和新生儿低体重的概率就越大。怀孕前应消除炎症，去除牙菌斑、牙结石等局部刺激因素
龋齿	怀孕会加重龋齿的症状，若孕前未填充龋洞，龋齿可能会发展至深龋或急性牙髓炎，剧痛会令人夜不能寐。若孕妈妈有蛀牙，宝宝患蛀牙的可能性也很大
阻生智齿	无法萌出的智齿上如果牙菌斑堆积，四周的牙龈就会发炎肿胀，随时会导致冠周炎发作，甚至出现海绵窦静脉炎，影响孕期健康
残根、残冠	如果孕前有残根、残冠未及时处理，孕期就容易发炎，出现牙龈肿痛。应及早治疗残根、残冠，进行拔牙或补牙，以避免孕期疼痛

TORCH 筛查

鉴于有些病原体会对女性和婴儿造成伤害，所以优生专家倡议女性在怀孕前做一次抗体检查，也就是所谓的 TORCH 筛查。

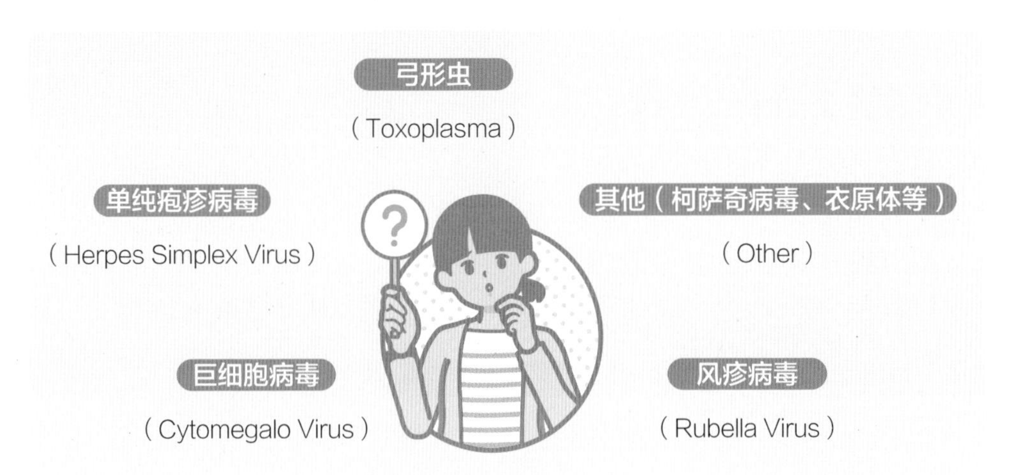

把这 5 种病原体英文名称的首字母组合起来，就是 TORCH。

之所以需要特别筛查这几种病原体，是因为母体感染这几种病原体后，不会表现出特别的症状，可一旦怀孕，这些潜伏的病原体就会对胎儿产生极大的危害：孕早期，容易造成流产和胎停育；孕晚期，容易导致早产或胎儿先天缺陷及发育异常。

TORCH 筛查之所以被称为“优生五项”，是因为该筛查与胎儿的优劣有密切关系，也正因如此，该项筛查应当安排在孕前进行。若在孕前查出问题，就有充分的时间调整。如果怀孕后查出问题，就会使自己、家人及医生处于左右为难的境地。

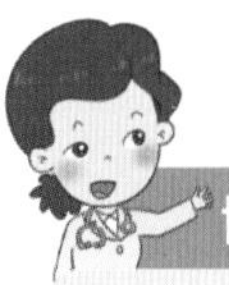

协和专家告诉你

TORCH 感染对胎儿的危害

- 弓形虫会引起胎儿脑内钙化、小脑积水。
- 柯萨奇病毒可致胎儿宫内感染和畸形。
- 衣原体感染可导致早产、围产儿死亡、婴儿猝死综合征。
- 风疹病毒会引起胎儿白内障、心脏畸形。
- 巨细胞病毒会引起胎儿小头畸形、脑内钙化。
- 单纯疱疹病毒会引起胎儿角膜结膜炎、皮肤水疱。

在这些感染中，以风疹病毒感染最常见且危害最大。

35 周岁以上备孕女性“好孕”准备

年龄大了生孩子安全吗

怀孕时年龄超过 35 周岁就算高龄了。这些女性会因为高龄而担心自己是否能顺利度过孕期。的确，随着女性年龄的增长，高龄女性比年轻女性更容易出现妊娠并发症，因此更应该认真做好孕前检查。

高龄女性必须告诉医生的事

- 自己实际的年龄，因为 35 周岁以上的孕妇发生染色体异常、出现畸形儿的概率相对较高。
- 是否因生病服用过某种药物，并询问所服药物对胎儿是否有害。
- 自己或丈夫是否有糖尿病、高血压、甲状腺疾病等问题。
- 自己或丈夫的家人是否有遗传病史。
- 自己从前是否生育过畸形儿。

自然受孕 1 年内怀孕仍属正常

从生理角度讲，女性最佳的生育年龄在 23~28 周岁，超过 35 周岁受孕率会有所降低。

研究表明，正常夫妻一个月内受孕成功率为 20%~50%；三个月内受孕成功率为 57%；半年内成功率为 72%；一年内成功率为 90%。换句话说，有 90% 的夫妻在一年内基本能自然受孕成功。

高龄女性也不用过于担心，正确理解受孕能力与年龄的关系，夫妻双方积极地做好备孕，放松心态，就会有好结果。

培养好的生活习惯，延缓卵子老化

卵子是孕育宝宝的“种子”，随着女性年龄的增长，它也有自己的青春期、成熟期和衰老期。虽然年龄可以在一定程度上反映出卵子的状态，但并不是说高龄女性的卵子就一定是“老卵子”，高龄女性就一定难怀孕。均衡营养、养成良好的运动习惯、保持正常体重，即使到了高龄也可以拥有“年轻的卵子”。

保持卵子青春活力的好习惯	加速卵子衰老的坏习惯
• 多吃大豆及豆制品，如豆浆。大豆富含大豆异黄酮，能够养护卵巢。	• 长期大量饮用咖啡。
• 多吃富含优质蛋白质和维生素的食物，有助于调节体内雌激素水平。	• 吃减肥药、节食减肥。
• 养成每天锻炼 30 分钟的习惯，如慢跑、散步、瑜伽等。	• 久坐不动。
• 保证充足睡眠，不熬夜。	• 长期吸烟、酗酒。
• 学会放松心情，释放压力。	• 长期精神压抑。
	• 有糖尿病、高血压、甲状腺疾病、自身免疫疾病等。

高龄女性特别需要做哪些孕前检查

全身及妇科检查

全面了解高龄女性的既往病史，对分娩过缺陷儿者，详细了解其发生、发展及治疗过程，母体有无内外科疾病、孕期感染、不适当用药、孕期并发症、遗传因素等。全面了解高龄女性当前的健康情况，包括是否营养不良、是否贫血等。

对遗传性疾病的细致检查

如高龄女性曾经生产过有智力障碍的婴儿，再次怀孕仍会有一定的发生率，如生育过唐氏儿的高龄女性，再次怀孕仍有 1%~2% 的概率会生下唐氏儿。有类似情况的女性，备孕时一定要做进一步的检查，以利于优生。夫妻双方应做染色体检查，必要时女方还应进行甲状腺功能、糖耐量试验，以排除内分泌疾患。

必须做卵巢功能检测

过了最佳生育年龄段后，女性卵巢功能开始衰退，会出现排卵障碍，影响正常的受孕和生育。同时，雌激素、孕激素也会减少，不足以维持良好的子宫内膜环境，使受精卵难以着床。因此，备孕期间必须做卵巢功能检测。卵巢功能检测一般是检测来月经 2~3 天内分泌的性激素，通过查这些激素可以对卵巢功能做出评定。卵泡刺激素（FSH）大于 10 意味着卵巢功能不良，大于 40 则意味着绝经。

二胎妈妈“好孕”准备

备二孩，首先需征求大宝的意见

当准备要二孩时，如果大宝已经足够大了，要提前做好与大宝的沟通，让他充分意识到弟弟或妹妹到来后会给他带来的影响，让他在影响出现前有心理准备。如果大宝反应激烈，坚决反对，父母就要慎重考虑，千万不要不理会大宝的想法，那是对孩子的不负责，极有可能酿成悲剧。

心理医生表示，二孩政策放开后，有心理障碍的孩子不断增多，其中七八岁的小孩是高发人群。如果大宝的思想工作没有做通，不建议马上要二孩。

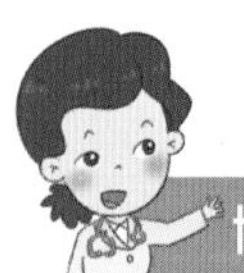

协和专家告诉你

对大宝不要瞒，而要沟通

无论孩子给出的最终意见是什么，家长在劝说的整个过程中都要谨记一条：不要瞒着孩子，不可粗暴地对待孩子的意见，要协商、要沟通，不要因为孩子不好安抚而选择隐瞒，那样结果会更糟。

否则，等二孩来临后，父母在照顾二孩的过程中，必然会使大宝原本的问题更加严重。

备二孩需要做哪些孕前检查及监测

TORCH 筛查

很多准备要二胎的妈妈已过生育的最佳年龄，各脏器功能减弱，产生畸形胎的概率要远远高于适龄女性，因此孕前 TORCH 筛查必不可少。

对遗传性疾病的检查

对于以前有遗传性疾病的夫妻，怀二孩前的检查更是非常重要。即使大宝没有任何健康问题，但再怀孕仍然可能导致疾病遗传。

子宫颈检查

子宫颈检查也是一个需要考虑的检查项目，最好将妇科的内分泌全套检查及子宫检查都做了，这样才能保证二孩怀得安心、生得健康。

子宫问题的监测

高龄女性怀二孩前一定要注意子宫检查，只有子宫健康才适合怀孕。尤其是经历过剖宫产的妈妈，怀二孩时在孕33周以后，每周至少去医院产检一次，注意之前剖宫产的切口及胎儿的发育情况。

身体功能的监测

相对于年轻孕妈妈，高龄孕妈妈患妊娠高血压和妊娠糖尿病的可能性会大一点。因此要对身体功能进行严密监测，以避免妊娠高血压和妊娠糖尿病对孕育二孩带来的危害。

头胎为顺产，最好1年后再受孕

想要生二孩，一定要算好两次分娩的间隔时间。这是为了让身体能够得到更好的恢复，保证身体完全调整好，这样才能更好地保证二孩的健康。这也使夫妻双方能够很好地适应同时养育两个小宝宝的生活。

如果头胎是顺产，产后恢复期相对较短，一般只需经过1年，女性的生理功能就可基本恢复。全身情况正常，就可以考虑怀二孩了。

头胎为剖宫产，最好2年后再受孕

如果头胎是剖宫产，且在剖宫产过程中没有伤及卵巢、输卵管等组织，医生一般会建议避孕2年以上。尤其是对于二孩想尝试顺产的妈妈，需要等子宫切口恢复得差不多了，再考虑怀二孩。

剖宫产后，子宫切口在短期内愈合不“牢固”，如果过早怀孕，随着胎儿的发育，子宫不断增大，子宫瘢痕处拉力增大，子宫壁变薄，就有裂开的潜在危险，容易造成大出血。另外，剖宫产术后，子宫瘢痕处的子宫内膜局部有缺损，受精卵在此着床不能进行充分的蜕膜化，极易发生胎盘植入情况。

头胎为顺产，二孩大多能顺产

头胎为顺产，二孩更容易顺产。只要检查结果一切正常，胎位比较正，就可以考虑顺产。顺产对胎儿比较好，孕妇身体恢复得也比较快。

头胎为剖宫产，二孩并非不能顺产

如果头胎剖宫产的原因是因胎位不正或胎儿宫内窘迫，那么一般情况下生二孩是可以考虑顺产的，且顺产的成功率高达80%~90%。但如果头胎选择剖宫产是因为骨盆太小或产程迟滞，那么建议二孩最好还是选剖宫产比较好，这是为了避免引起子宫破裂。具体情况，要听从医生的建议。

营造一个易于受孕的环境

备孕女性需要远离的工作

1. 会接触到有机溶剂，如四氯化碳、三氯乙烯、甲苯、二甲苯及脂肪烃等的工作。这些有机溶剂容易导致生育能力下降，与自然流产、胎儿畸形也有一定的关系。

2. 容易接触到氯乙烯、氯代炔等的工作，如干洗行业的工作。

3. 农业及林业生产中的农药喷洒等工作。

4. 制鞋厂的工作，容易接触正己烷、丙酮以及许多有害物质。

5. 容易接触到汽油、苯等的工作。

白领女性备孕须知

白领女性如果准备怀孕，需注意周围的环境。白领女性多在写字楼中工作，环境幽雅，远离风吹日晒，但设备先进的现代化写字楼往往存在各种污染源。因此，计划怀孕的白领女性要了解办公室里的怀孕“杀手”。

电脑

电脑容易产生辐射，有可能对胚胎造成损害。所以，在备孕阶段，应尽量少用电脑，或采取防护措施。

电话

电话听筒上 2/3 的细菌或病毒可以传给下一个拿电话的人，备孕女性应减少打公用电话的次数。

手机

在手机即将接通的一瞬间，电磁波的能量最强，其所产生的辐射要比通话时高出 20 倍。备孕女性应少用手机，更不能将手机长时间挂于胸前。

复印机

复印机有静电作用，会导致空气中产生臭氧，容易使人头痛和眩晕。复印机在启动时，还会释放一些有毒气体。因此，备孕女性要少接触复印机。

空调

长时间待在空调环境中，50% 以上的人会有头痛和血液循环方面的问题，而且容易感冒。在空调房间里，室内空气流通不畅，负氧离子减少，所以应该定时开窗通风，排放废气。在备孕期间，应每隔 2~3 小时到室外待一会儿，呼吸一下新鲜空气。

备孕和怀孕过程中要警惕药物危害

药物是治疗疾病的重要手段，但如果使用不当，就有可能引起不良反应，甚至还可能造成胎儿畸形。可能造成胎儿畸形的药物就是致畸药物。

受孕前

这个时期，受精卵尚未形成，用药没有大的影响，但可能使精子或卵子中的染色体发生畸变，造成精子、卵子异常，从而直接导致精子、卵子死亡。

着床前

这个时期，受精卵与母体无血脉相连，用药没有大的影响，可以适当用药。不过，能不用药，还是最好不用药。

胚胎期

胚胎期是胎儿器官的生长发育期，也是对药物敏感的时期，这个时期用药应格外慎重，因为很多药物可以通过胎盘影响胚胎发育，从而造成胎儿脊椎裂、颅骨裂、心脏畸形、四肢畸形、无脑等。

胎儿期

这个时期，胎儿的五官已经形成，正在继续生长，各器官进一步分化，结构逐步完善。这时少量用药一般不会造成胎儿器官畸形，但容易造成胎儿器官功能障碍。比如，长期服用甲喹酮可造成胎儿智力低下，其他药物可造成胎儿大脑发育不全、小脑形成不全、脑水肿、小头症等。

准备怀孕的夫妻要对有害的药物有一定的了解，避免误服对胚胎造成不利影响。

有害的药物	对胎儿的危害
四环素类药物	容易导致胎儿牙齿、骨骼发育障碍
链霉素和卡那霉素	可导致胎儿先天性耳聋、肾脏损害
氯霉素	可抑制骨髓功能
非那西汀	可导致胎儿骨骼畸形、神经系统或肾脏畸形
巴比妥类	容易影响胎儿的骨骼发育
各种人工合成的性激素	容易导致性发育异常

不利于受孕的情况

“好习惯”也可能对怀孕不利

已婚女性患尿路感染的风险是同龄未婚女性的两倍以上。有的女性性生活后会马上排尿，让尿液发挥冲洗尿道的作用，减少细菌的滋生，这是一个很好的习惯，有利于降低尿路感染的风险。但是，对于备孕女性来说，这招就不适合了，因为性生活后马上排尿，会让精液迅速流出，不利于怀孕。

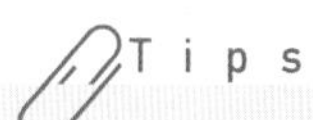

怎么做才能健康受孕

在性生活前，最好排尿、沐浴，女性清洗会阴部，男性清洗外生殖器。性生活后，女性应该在床上平躺静卧 1 小时，最好在臀部垫一个枕头，尽量让宫颈浸泡在精液中，给精子足够的时间和机会，去奔赴和卵子的“约会”。1 小时后，再进行排尿、清洗。

另外，虽然立式体位和坐式体位能很好地刺激女性阴蒂，容易让女性达到性高潮，有利于夫妻间的性和谐，但是这两种体位都不利于受孕。

经期性生活，会引起不孕症

很多年轻人对经期性生活一知半解，不能控制感情冲动，经期屡闯“禁区”。殊不知，这样有损女性的健康。从临床上看，这种情况多发生在年轻人中。

很多妇科疾病，如盆腔炎、子宫内膜炎、输卵管炎症、子宫内膜异位症等，都与经期不洁的性生活有很大关系，严重的还会引起不孕。因此，年轻情侣们，为了自己和未来宝宝的健康，应该避免在经期进行性生活。

女人莫贪凉，保护你的孕能力

子宫喜暖而恶寒，因此女性下半身着凉时易导致宫寒，主要表现为手脚冰凉、痛经。同时，宫寒还会导致月经不调、白带异常、阴道内环境发生变化，从而引发阴道炎、盆腔炎以及子宫内膜异位症等疾病，进而引发不孕。

备孕的女性尤其要注意“暖宫”，在日常生活中注意一些细节，如寒冷时注意保暖，夏天不吃过多冷饮，经期注意保暖，避免用冷水洗澡，注意保护肚脐、脚心不受凉等。月经期间女性身体比较脆弱，注意千万不要吃冷饮，夏季夜间睡觉时也要盖上肚子，以免子宫受寒。

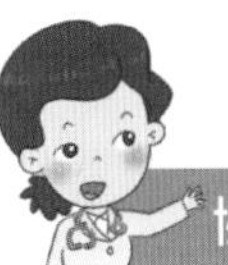

协和专家告诉你

苏打水冲洗反致阴道炎

在很多所谓的“生男秘籍”中，有一条是“碱性体质的女性更容易生男孩，酸性体质的女性更容易生女孩”。我身边有个朋友为了生一个男宝宝，平时大量吃碱性食物，饮用苏打水，甚至用碱性的苏打水冲洗阴道。但是从结果来看，这些似乎没什么用，甚至还由于用苏打水冲洗阴道，使得阴道内的酸碱平衡被破坏，导致阴道内菌群失调，引发了阴道炎。

清洁不要过度

同房前后认真清洗私密处就可防病，这样的观点并不完全正确。据报道，使用阴道冲洗液的女性比不用阴道冲洗液的女性盆腔感染风险增高了 73%。这是由于冲洗液破坏了阴道的自洁功能，导致病原菌乘虚而入，沿宫颈上行至子宫和输卵管，从而引发了盆腔感染。

凡事过犹不及，女性的自身清洁工作只要做到以下几点就可以了。

1. 健康女性每天清洗私密处一次即可。同房前可清洗私密处，但事后没有必要再次清洗，因为在亲密过程中，女性阴道自身会分泌一种杀菌物质。

2. 直接用清水冲洗即可，不必使用药物和阴道冲洗液，更不应进行阴道灌洗。

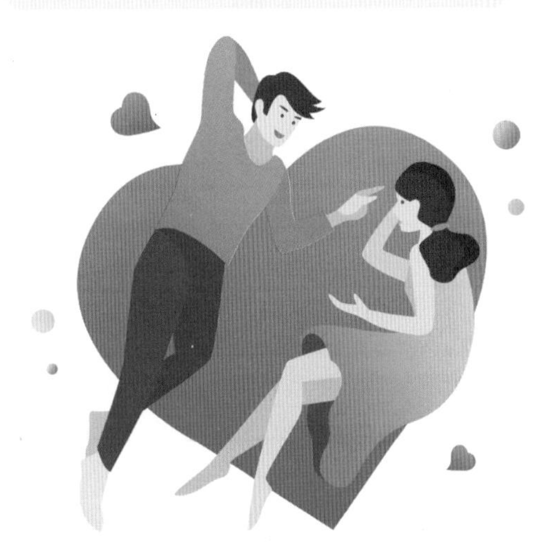

熬夜也能熬出不孕不育症

长期熬夜的人患慢性疾病的概率比抽烟或喝酒的人还要高 28%，并且身体的部分器官会受到损害，比如导致内分泌失衡、免疫力下降、性功能与生精造精功能下降、卵巢早衰等，严重的还会导致不孕不育。

对于年轻的上班族来说，如果身体检查正常，就可以先不用吃药，先从改善生活习惯做起，一般都能成功受孕。如果长时间怀不上，再考虑进行药物干预。

孕前坚持运动，把身体状态调整到最佳

对于备孕女性来说，合理运动不仅会促进身体健康，还会对输卵管、子宫及卵巢等生殖器官起到很好的保健作用：优化女性卵子，促进怀孕，并且为孕育宝宝打下坚实的基础。

备孕女性运动时要注意以下几点：运动量要一点一点增加，让自己觉得微微疲劳就可以了，在坚持锻炼的同时也要随着天气的变化调整运动形式，一般来说，进行户外运动更好一些。

孕前运动的作用

对于正在备孕的女性来说，想把身体调整到最佳状态，进行科学的运动是不可或缺的，备孕女性进行适当、中等强度的运动，有很多好处。

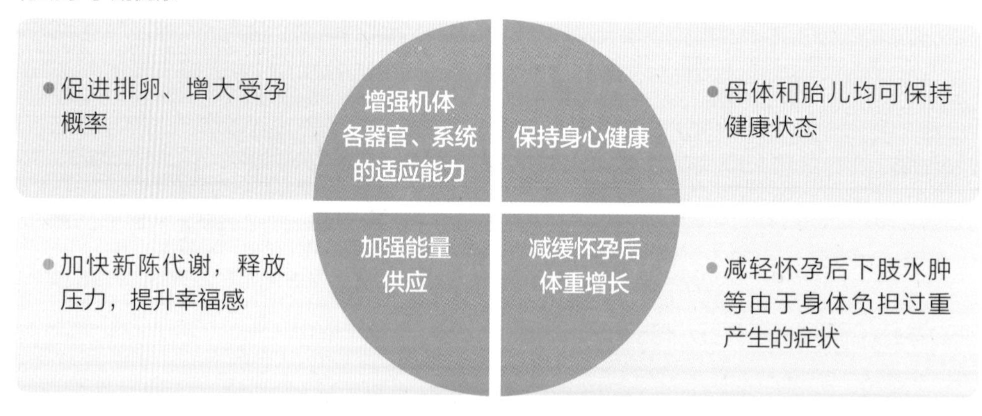

• 备孕期运动可使身体素质更好，体能充沛，肌肉弹性和力量增加，打好这些身体基础再进入孕期，出现肌肉无力、腰背酸痛的可能性就很小。

• 运动可加强能量供应，加速新陈代谢，把体内的各种有毒物质通过体液快速排出，同时对于营养物质的消化和吸收也起着重要的作用。

• 运动可以释放压力，提升幸福感。让备孕中的夫妻心情愉悦，同时释放身心压力，更好地调节内分泌，有助于受孕。

运动要把握好度

中医认为“久卧伤气、久视伤血、久坐伤肉、久行伤筋、久立伤骨”，即人体过度的安逸或者过度消耗都可能对脏腑气血造成损伤，进一步影响胎儿气血的调和。

备孕期间的运动，既要避免运动不足，也要避免运动过量。如果你不能把握运动强度，就咨询一下健身教练。

不运动就不能成功怀孕吗

运动既然这么重要，备孕时没有运动可以成功备孕吗？

不运动并非不能怀孕，但是备孕期的运动可以让备孕夫妻有更为健康的精子和卵子，成功怀孕的概率将会更大，最终孕育出的孩子也会更加健康和聪明。

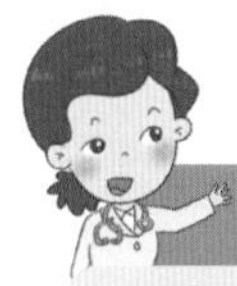

协和专家告诉你

孕前运动有助于产后恢复

备孕期的运动能够增强女性体质，若进入孕期后仍继续坚持锻炼，不仅有利于控制孕妈妈的体重，还能很好地控制胎儿的体重，促进自然分娩，提高母乳喂养的成功率，并且有助于女性产后自然瘦身。很多女性能够在生完宝宝半年内恢复到孕前的体重，这和她们在备孕期和孕期的科学运动密不可分。

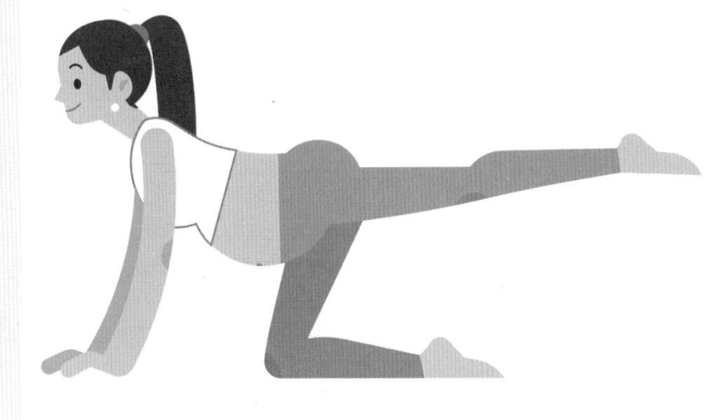

适合备孕女性的运动方式

适当的饮食和充分的运动能很好地帮助备孕中的女性远离疾病，但是，运动难以在短时间内收到明显效果，因此进行锻炼不能急于求成。

强健体魄的最佳方法是均衡运动，应该根据自己的身体状况来选择合适的运动项目，并坚持下去，相信一定能收到比较好的效果。运动可分为有氧运动和无氧运动。

有氧运动

有氧运动是指人体在氧气供应充分的情况下进行的运动，氧气摄入与消耗基本持平。它的特点是：运动强度中等、全身主要肌群参与、富有节律性。有氧运动包括慢跑、散步、游泳、瑜伽等。

无氧运动

无氧运动是指人体在缺氧的状态下进行的高速剧烈的运动。无氧运动大部分是负荷强度高、瞬间性强的运动，所以很难长时间持续，而且疲劳消除的速度也慢。常见的无氧运动有赛跑、投掷、跳高、跳远、拔河、举哑铃、举杠铃等。

有氧、无氧混合运动

从医学角度讲，有氧、无氧混合运动是比较好的运动方式，有急有缓，有氧无氧交错进行，更有助于增强体质。有氧、无氧混合运动较有氧运动强度大，如可进行有针对性、强度适当的肌力训练（缓解腰背痛等）。可依据个人喜好进行选择，体操、球类运动对备孕女性均是合适的。

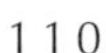

孕产专家推荐的运动计划表

月份	Mon（周一）	Tue（周二）	Wed（周三）	Thu（周四）	Fri（周五）	Sat（周六）	Sun（周日）
孕前6个月	有氧运动30分钟（轻松的散步）	肌力训练10分钟（举哑铃）	有氧运动30分钟（步行）	休息	有氧运动30分钟（室内自行车）	肌力训练10分钟（举哑铃）	休息
孕前5个月	有氧运动35分钟（步行）	肌力训练20分钟（举哑铃）	有氧运动35分钟（室内自行车）	休息	有氧运动35分钟（步行）	肌力训练20分钟（举哑铃）	休息
孕前4个月	有氧运动40分钟（步行）	休息	有氧运动40分钟（步行）	肌力训练20分钟（举哑铃）	有氧运动40分钟（室内自行车）	肌力训练20分钟（举杠铃）	有氧运动40分钟（登山）
孕前3个月	有氧运动45分钟（室内自行车）	休息	有氧运动45分钟（步行）	肌力训练20分钟（举哑铃）	有氧运动45分钟（步行、跳绳）	肌力训练20分钟（举杠铃）	有氧运动45分钟（登山）
孕前2个月	有氧运动50分钟（步行）	肌力训练30分钟（做伸展运动、练瑜伽）	有氧运动50分钟（室内自行车）	休息	有氧运动50分钟（步行）	肌力训练30分钟（做伸展运动、练瑜伽）	有氧运动50分钟（步行）
孕前1个月	有氧运动60分钟（步行）	肌力训练30分钟（做伸展运动、练瑜伽）	有氧运动60分钟（室内自行车）	休息	有氧运动60分钟（步行）	肌力训练30分钟（做伸展运动、练瑜伽）	有氧运动60分钟（步行）

备注：如果时间允许，除了计划表上的运动，还应尽可能多做些伸展运动。

备孕女性运动
强度的把握很重要

备孕女性的每周运动建议

运动种类	效果	运动方式	运动次数
有氧运动	强化心肺和免疫功能，促进血液循环和新陈代谢，能使因月经不调造成的不孕不育不药而愈	步行、跑步、游泳、跳绳、登山、骑自行车	每周 3~4 次
肌力训练	强化肌肉，使肌肉得到锻炼	举哑铃、举杠铃、弹力带训练	每周 2~3 次
伸展运动	预防和治疗因血液循环不畅引发的各种疾病	做伸展运动、做徒手操、练瑜伽	时间允许的话尽可能常做

备孕女性可通过数心率或脉搏判定运动强度

如果备孕期间身体状况良好，没有其他限制运动的相关疾病，可以“安全第一”为原则，逐渐增加运动量，避免突然、超负荷运动。可通过数心率或脉搏的方法，判定运动强度是否合适。

首先是计算运动目标心率范围。

最大运动心率（MHR）=（220 − 年龄）次 / 分

运动目标心率的上限约为 MHR × 0.85，下限为 MHR × 0.60。因此运动目标心率范围为：MHR × 0.60< 运动目标心率 <MHR × 0.85。

例如，一位女性今年 30 周岁，其最大运动心率为 220-30=190 次 / 分，因此，其运动目标心率在 190 × 0.60=114 次 / 分和 190 × 0.85=161 次 / 分之间，即对于 30 岁的人来说，运动目标心率范围为 114~161 次 / 分。

超过最大运动心率易造成危险，而低于最低运动心率，起不到良好的运动效果，因此运动强度应控制在运动目标心率范围内。对于备孕女性来说，建议运动目标心率上限不超过 150 次 / 分。经过一定的热身运动，运动正式开始 5 分钟后随即停止，数 15 秒钟即刻脉搏数，乘以 4，即为每分钟心率。由此可以判断运动强度是否适宜。

使用 RPE 量表自测运动强度

RPE 量表可以用于确定运动的强度。使用这种方法，在运动的时候可以通过个人主观评价疲劳感觉，并给出对应的数字，从而与运动强度相对应。

RPE 量表中有不同的运动感觉特征，这些运动感觉特征都有相应的分值，将感觉所对应的数字乘以 10，所得的结果通常与达到该点的心率大体上是一致的。

RPE 量表应用正确，运动强度的判断就非常准确。多次使用后，RPE 量表测量值会与实际的自我感觉更加一致，准确率也会更高。建议备孕期间的运动强度在“吃力”以下，“轻松”之上。

RPE 量表

RPE	主观运动感觉特征	
6	Very very light	非常轻松
7		
8		
9	Very light	很轻松
10		
11	Fairly light	轻松
12		
13	Somewhat hard	稍吃力
14		
15	Hard	吃力
16		
17	Very hard	很吃力
18		
19	Very very hard	非常吃力
20		

备注：自我评价应该客观，如果备孕女性有基础心肺疾病，评估时要注意安全。

滋养骨盆的瑜伽运动

练习瑜伽有助于把子宫壁周围的环境打理好，所以备孕女性可以多做一些滋养骨盆的体式练习，如瑜伽体式练习。

猫式拉伸

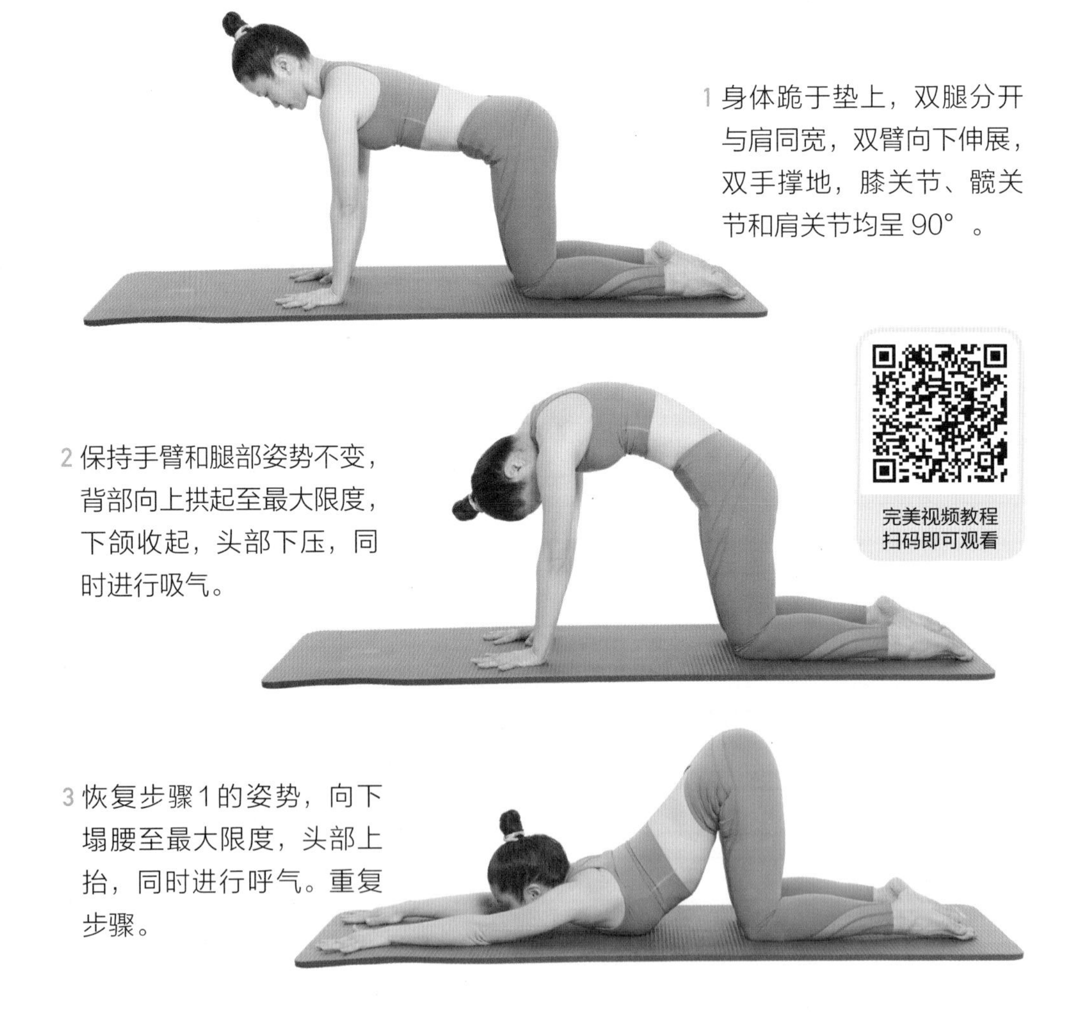

1 身体跪于垫上，双腿分开与肩同宽，双臂向下伸展，双手撑地，膝关节、髋关节和肩关节均呈 90°。

2 保持手臂和腿部姿势不变，背部向上拱起至最大限度，下颌收起，头部下压，同时进行吸气。

3 恢复步骤1的姿势，向下塌腰至最大限度，头部上抬，同时进行呼气。重复步骤。

腹部拉伸

1 手放在头的两侧，两腿与胯同宽。

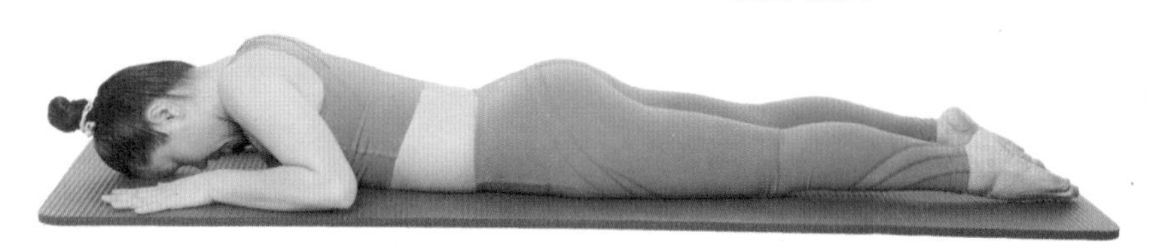

2 用手臂撑起上半身，腿部尽量贴紧地面。

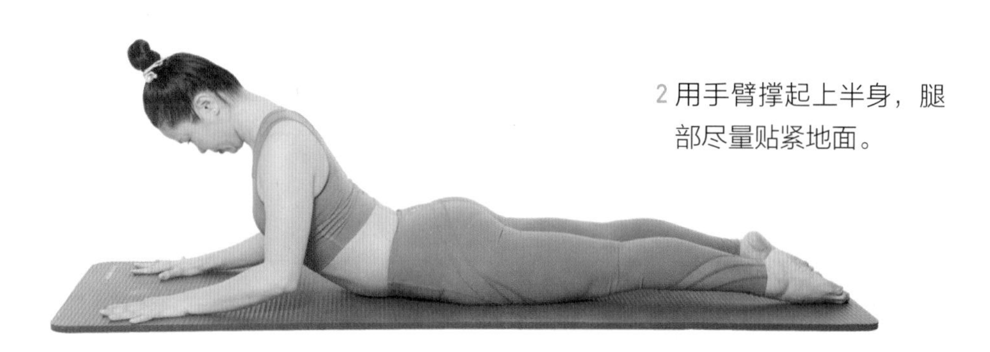

3 手臂挺直，头部向上抬，尽量拉伸腹部。

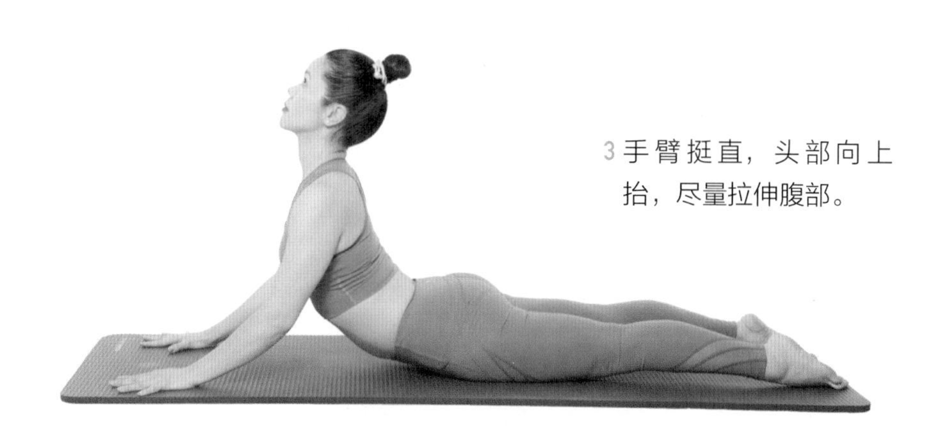

随时随地可做的拉伸运动

拉伸是在任何时间和地点都可以进行的既简单柔和又效果显著的运动。拉伸有很多好处，如可以减小受伤的风险、减少肌肉紧张、舒缓关节紧张、缓解肌肉疼痛、增加关节活动范围、促进血液循环、提高平衡性和稳定性，这些对于备孕女性和处于孕期的女性都是不可或缺的。

三角式

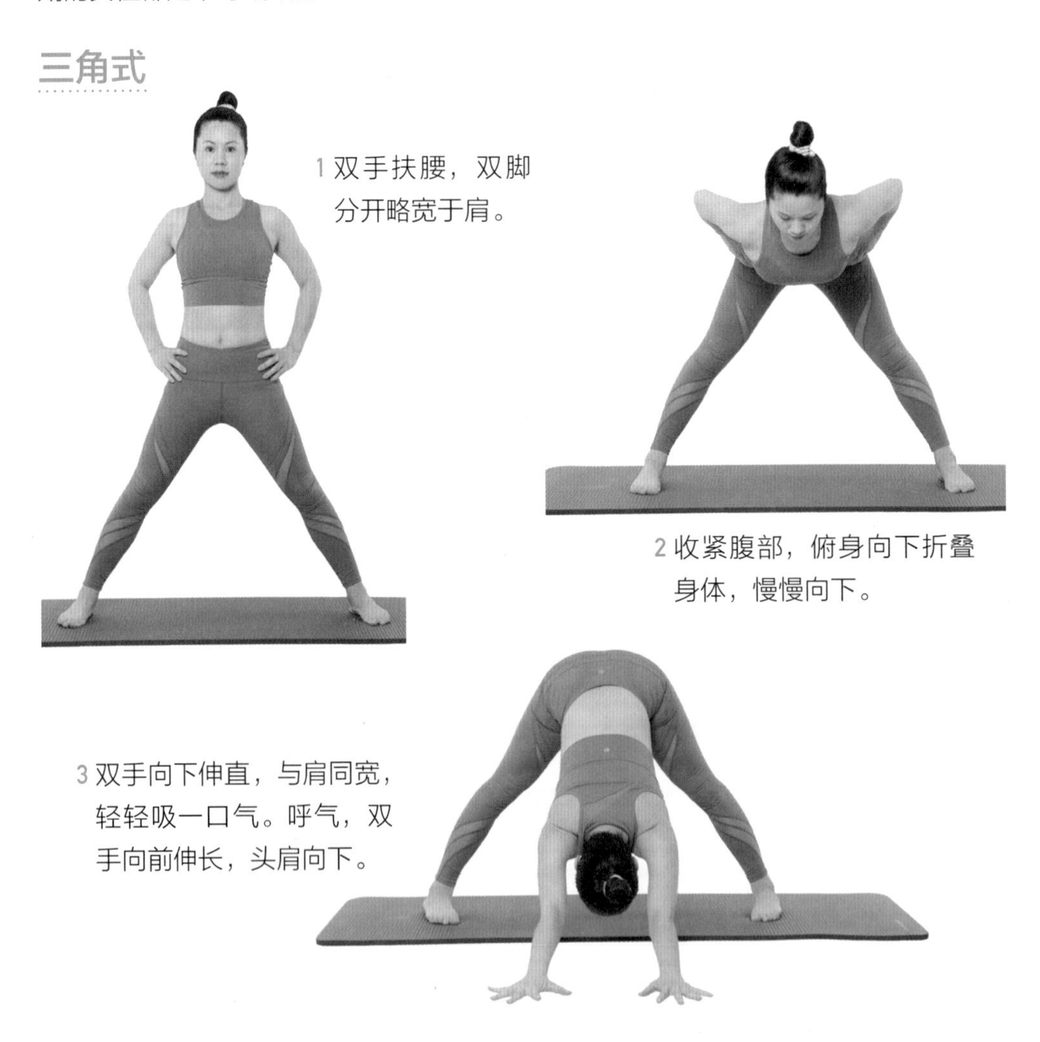

1 双手扶腰，双脚分开略宽于肩。

2 收紧腹部，俯身向下折叠身体，慢慢向下。

3 双手向下伸直，与肩同宽，轻轻吸一口气。呼气，双手向前伸长，头肩向下。

跑步运动讲究多

跑步是一种便捷有效的有氧运动，对备孕女性控制体重、增强心肺功能、促进血液循环、调节内分泌等具有良好的效果。日常跑步可分为场地慢跑和跑步机慢跑。另外，还推荐椭圆机训练，可以同时锻炼上肢、下肢及协调性。

场地慢跑与跑步机慢跑的建议

场地慢跑和跑步机慢跑建议

时间：	穿着：	呼吸：	控制心率：
30~60 分钟，每周 3~5 次	宽松衣裤、慢跑鞋	呼吸深、缓（每四步呼气一次，每四步吸气一次）	120~150 次 / 分

（运动强度也可数脉搏或依据 RPE 量表判断）

场地慢跑与跑步机慢跑的对比

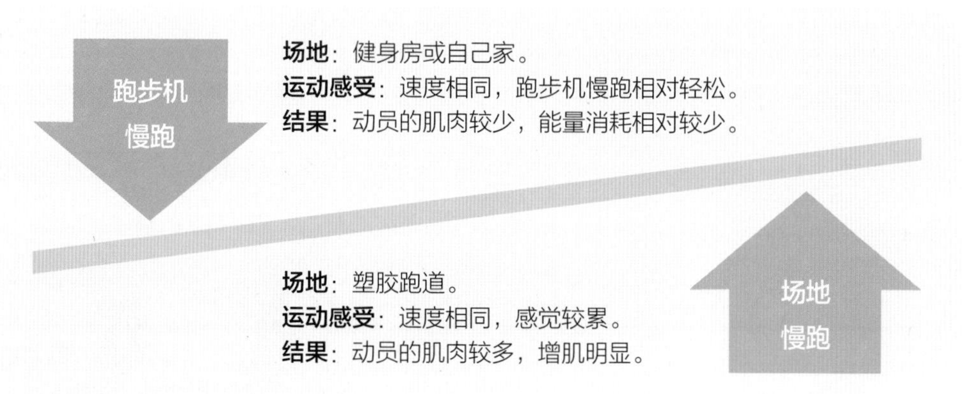

跑步机慢跑

场地：健身房或自己家。
运动感受：速度相同，跑步机慢跑相对轻松。
结果：动员的肌肉较少，能量消耗相对较少。

场地慢跑

场地：塑胶跑道。
运动感受：速度相同，感觉较累。
结果：动员的肌肉较多，增肌明显。

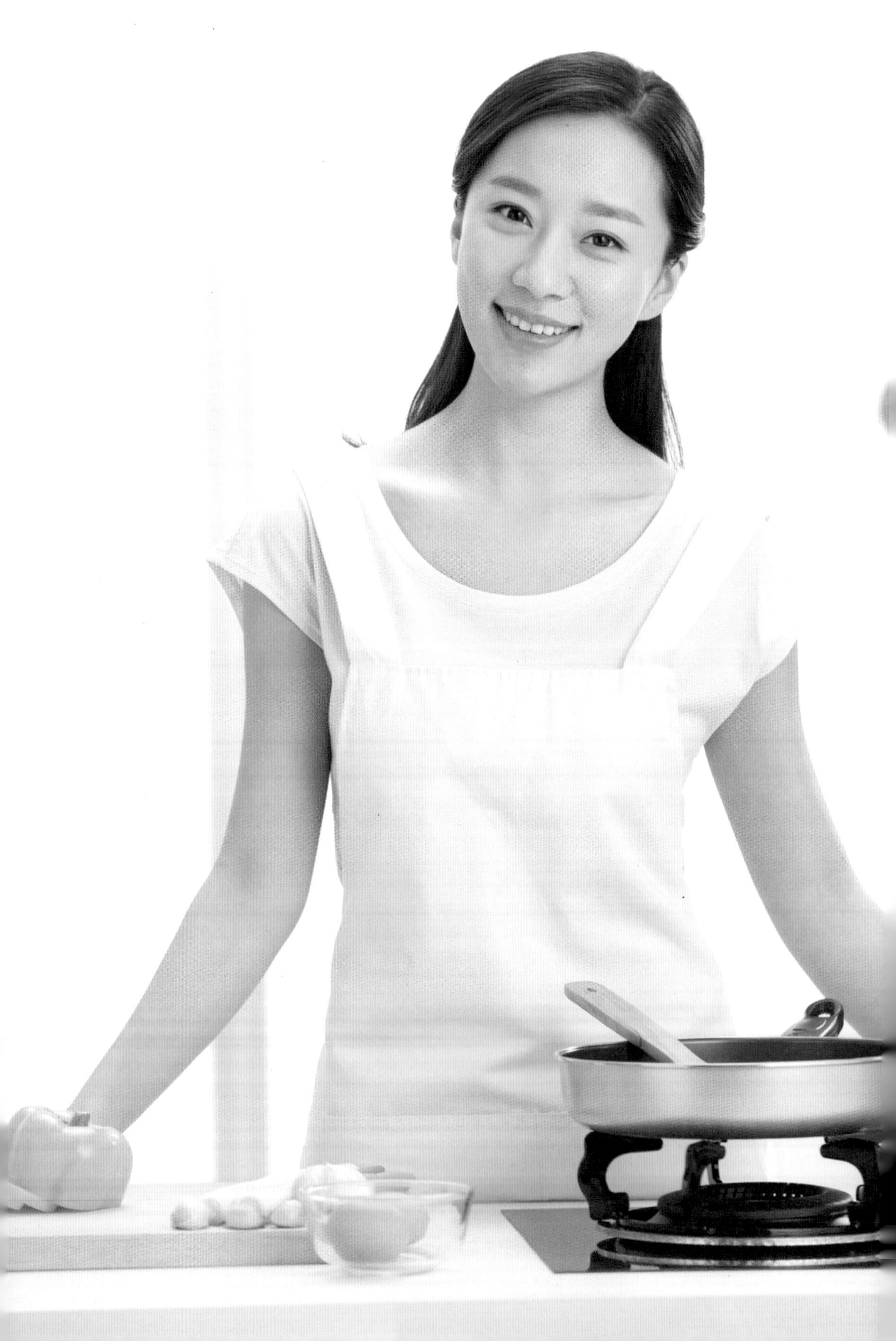

Chapter 4

孕前 3 个月：及时排毒素，做好营养储备

孕早期是胎儿器官分化形成的关键阶段，这一阶段胎儿的营养来源很大程度上依靠女性孕前体内的营养储备，所以备孕女性要储备好营养，为宝宝创造一个良好的营养环境。同时，孕前排毒也是诸多女性备孕时的一项任务，因为身体中积聚的毒素会引起诸如便秘等不适，会影响“好孕”。

孕前为什么要排毒

毒素在人体内堆积，若不及时排出，大脑、肝脏及大肠等器官都会受到毒素危害。备孕阶段如不注意排毒，会干扰“好孕”大计，还会影响胎儿的健康发育。

毒素易伤害胎儿

胎儿最重要的生长环境——子宫，很可能通过血液运输等途径被毒素污染。虽然胎儿看起来会有胎盘保护，应该不会受妈妈体内的毒素干扰，但是胎儿所需要的氧气和血液都要通过妈妈体内的脐带输送，并且胎儿要从中吸收各种营养素才能健康发育。如果妈妈体内毒素堆积，脐带血中必然会带有有毒物质，也就必然会通过脐带传给胎儿。

毒素易引发妇科病

女人是气血养出的花朵。毒素堆积会导致很多妇科病的发生。比如，血淤会引发卵巢激素分泌失调：激素水平过高易导致子宫肌瘤、卵巢囊肿等疾病，激素水平过低

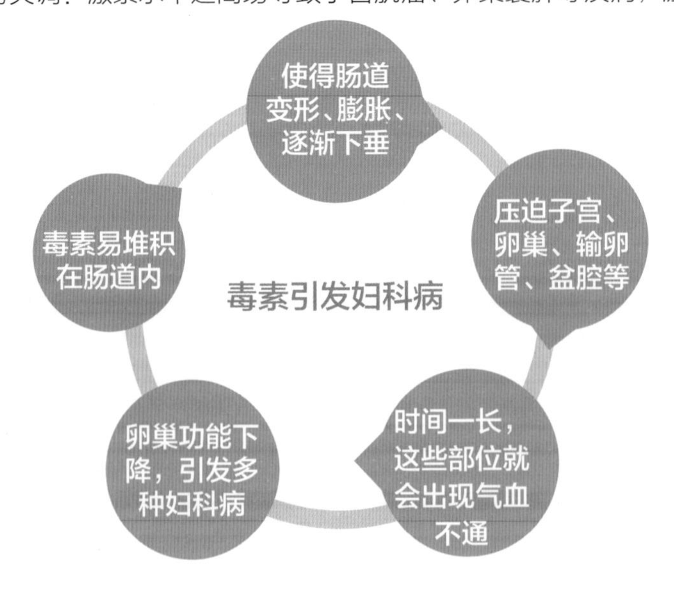

又会引发月经不调、痛经等疾病。若是输卵管被“超重”的肠道挤压着，卵子和精子的正常结合就必然会受到影响，从而引发不孕不育。毒素过多还可能引发盆腔炎、附件炎、宫颈炎等各种妇科病。

毒素易导致乳腺疾病

人体大部分的毒素会堆积在肠道内，肠道毒素也成为人体的万病之源。肠道内有害的病菌经过繁殖后，会产生易导致细胞癌变的物质，如类激素，它会对人体的乳腺管造成直接的伤害，导致乳腺管堵塞，从而引发乳腺小叶增生、乳房纤维瘤、乳腺癌等疾病。因此，要注意及时清理身体内的毒素，避免引发乳腺疾病。

毒素易导致女性肾虚

肾乃人体“先天之本”，掌管着人类的生殖之精，还有利尿排毒的功效。但是，体内如果堆积了过多的毒素，就会导致人体肾气不足，尤其会造成女性肾虚，还可能引发性冷淡、宫寒等不良情况，对孕育宝宝也非常不利。

胎儿对毒素的免疫力低下

一般来说，毒素对胎儿影响最严重的时期是孕 8~12 周。这段时间，是最容易被孕妈妈忽视的时间。要知道，怀孕后的前 3 个月，正是胎儿神经中枢和器官发育的关键时期，同时也是对病毒最敏感的时期，若感染上病毒，胎儿可能会出现身体畸形、生长迟缓、器官功能障碍以及面部发育缺陷等各种情况。因此，备孕女性应先排毒，将身体调养到最好的状态再怀孕才是最佳选择。

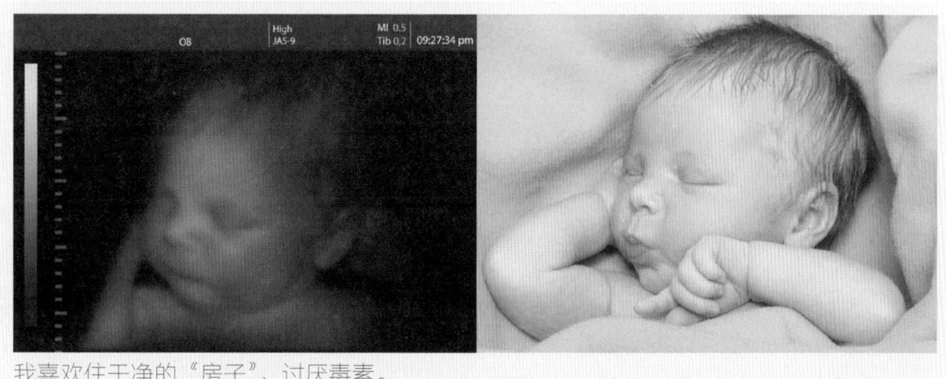

我喜欢住干净的“房子”，讨厌毒素。

母体血液干净，胎儿免疫力更强

血铅会严重伤害胎儿

铅中毒是国际公认的危害儿童智力和神经发育的“第一杀手”，孕妇体内血铅超标，会造成胎儿先天性神经损伤，甚至还可能使胎儿胎死腹中，或引发早产，此外，对新生儿听觉、视觉的功能也有很大损害。母体一旦血铅超标，胎儿必定会受影响，因为胎盘对血液中的铅毫无屏障作用，有 90% 的铅会通过胎盘传输给胎儿，导致胎儿先天性铅中毒。

孕前 3 个月最好查查血铅

特殊职业的女性孕前 3 个月需查血铅，比如工作或日常生活、饮食中会接触铅的女性。如果在怀孕后才发现自己血铅含量超标，这时再进行干预性排铅治疗，就会对腹中的胎儿不利，所以孕前查血铅是最佳方案，如果血铅含量高，就要先排铅，直至血铅含量在安全范围内再准备受孕。

日常生活中该如何排铅

铅在体内的含量具有日益增多的积累性，而目前将其完全排出体外的药物几乎没有，因此，备孕女性要在日常生活中注意排铅，可以使用下面的 6 种方法：

1. 多食能促进排铅的食物，如猕猴桃、胡萝卜、虾皮、牛奶、木耳、绿豆、大蒜、绿茶、动物肝脏等。

2. 少吃或不吃高铅饮食，如松花蛋、爆米花、彩色糖果、劣质罐头和饮料等。

3. 蔬菜和水果食用前要洗净，能去皮

备育男性也要查血铅、排铅

不仅孕妇体内含铅会影响胎儿，准爸爸体内血铅含量超标也会影响胎儿，因为铅对精子有致畸作用。特别是从事石油行业、冶金行业、蓄电池行业、装潢行业等易引发铅中毒的高危人群，更应该积极查血铅，这样才能为孕育出一个健康、聪明的宝宝多提供一份保障。

的尽量去皮，减少残留农药中的铅。

4. 注意卫生，勤剪指甲，多洗手，饭前换掉工作服。

5. 少用含铅的护肤品，尤其是美白类的化妆品。

6. 最好不要去空气污染严重的公共场所，特别是不要在交通拥挤的地方和工业生产区逗留。

清除血液毒素，大蒜、橄榄油来帮忙

每一个人的血液中或多或少会存在一些毒素，且无论是毒素的数量还是种类都会逐年增多。血液毒素种类繁多，其中占比较高的有坏胆固醇、甘油三酯、自由基等，而橄榄油、大蒜正是这些血液毒素的克星。

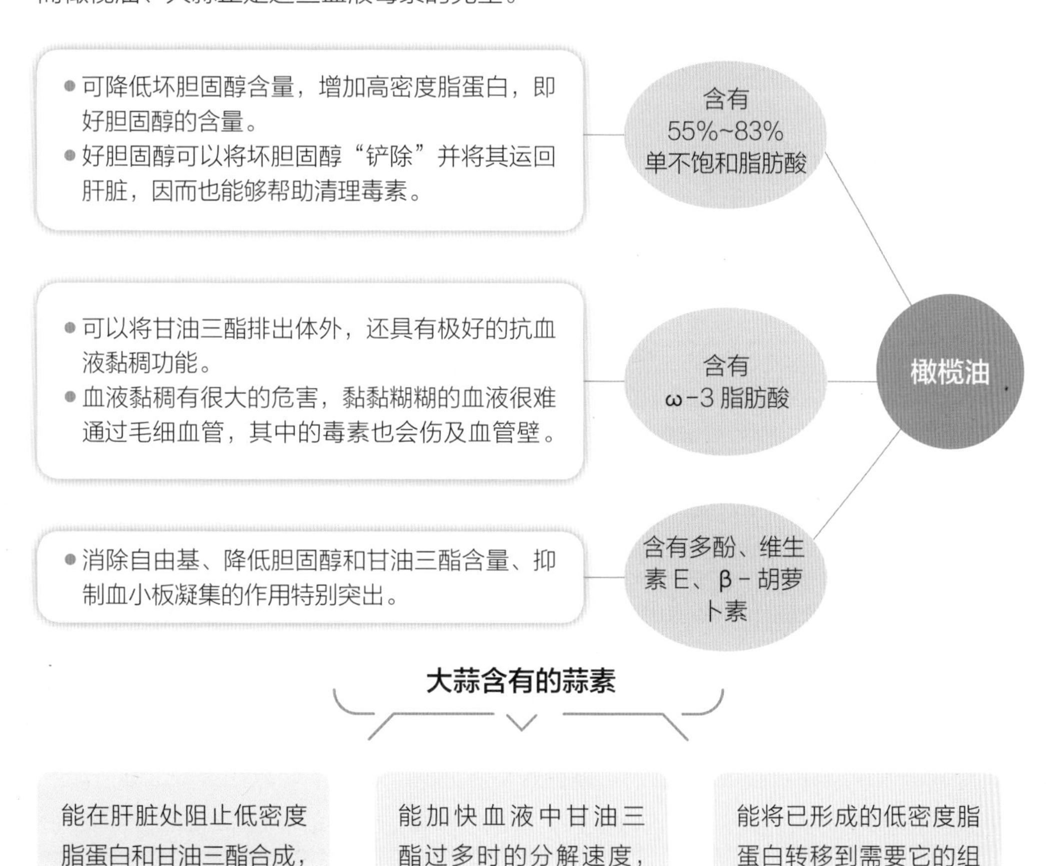

睡眠是
最好的“滋补品”

女人睡眠质量好，皮肤自然会更光滑、有光泽，精气神也会更好，人看起来更漂亮。在备孕期，除了健康的饮食和必要的运动，充足的睡眠也必不可少，这既可以帮助备孕女性排出毒素，还能让脸蛋更漂亮，何乐而不为呢？

进入深度睡眠以后，身体放松下来，血液会集中到各个脏器，各脏器马不停蹄地工作，对自己的内部进行修复和补充，加快新陈代谢，使毒素排出体外，体质自然会更强。

每天保证规律作息，有 8 小时左右的睡眠时间，形成一套属于自己的生物钟，容易做到睡眠充足。

睡眠排毒时刻表

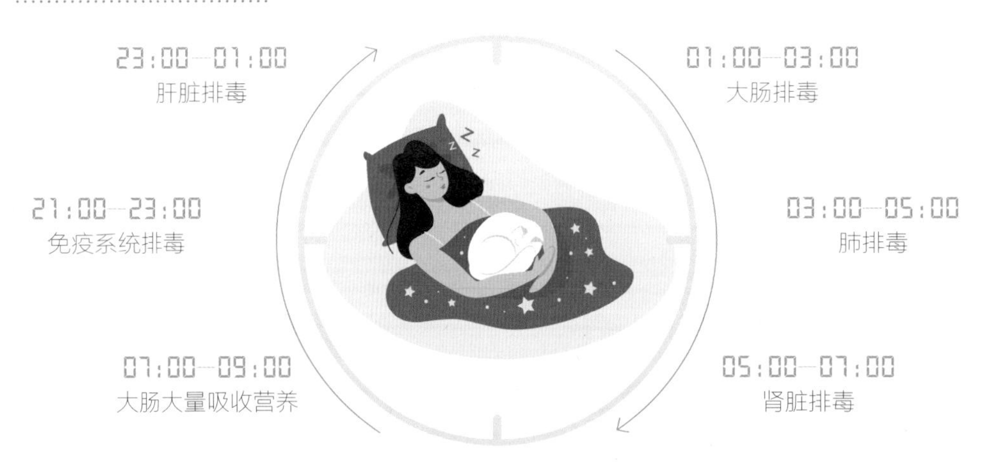

午睡也不能放松

在下午上班之前的那段时间小憩一下，是为身体加油的好方法，有助于下午精力充沛地进入“战斗状态”。但是，午睡也是有讲究的。午睡不要趴在桌子上睡，最好能到沙发上睡，没有沙发的，可以在办公室比较宽敞的地方备一张午休床，不用时折叠起来。午睡的地点最好选择安静的休息室和会议室。睡眠时间 15~30 分钟就好。如果醒来后无法马上清醒，可以慢慢站起来喝杯水再工作。

改善肠道活力，不便秘，不藏毒

拒绝“精打细算”，肠道需要适量粗膳食纤维

拒绝粗膳食纤维等于欢迎毒素定居

导致肠道内累积过多的毒素的主要原因应该是不合理的饮食习惯。随着人们生活水平的提高，饮食越来越精细，人们的主食中精加工的米、面食占比过高，而粗粮占的比例却很小，因此摄入的粗膳食纤维便减少了很多。不摄入一定量的粗膳食纤维，肠道蠕动得不到刺激，就会变得缓慢，致使粪便久久无法从肠道排出，形成便秘，毒素也因此大量蓄积在肠道内。

饮食结构的天平向膳食纤维食物倾斜

肠道负担过重可能会让乳腺病、妇科病缠上育龄女性，从而影响到未来的生育和哺乳。合理的饮食结构能为健康的身体打下良好的基础。在平时的一日三餐中，应保证饮食粗细、荤素合理搭配，特别是要多多进食富含膳食纤维的食物。由于所有动物性食物，如鱼、肉、蛋、奶等，几乎都不含膳食纤维，因此想要补充膳食纤维，就应多摄入植物性食物。

具体可以这样操作：

多食用

- 全麦制品，如全麦面包、全麦馒头、全麦面条等
- 糙米、小米、玉米、高粱米、燕麦等与白米一起熬粥
- 焖米饭时掺进豆类，如红豆、芸豆、黄豆等；适当增加地瓜、土豆、芋头等薯类食物的比例

少食用

- 精米、精面制品，如普通面包、馒头、面条
- 白米粥
- 白米饭

坚持多喝水，给肠子洗洗澡

经过水的滋润，再污浊的东西都能清洗干净，肠道亦是如此。每天保证喝2000~2500毫升的白开水，是既健康又省钱的清肠方式。而如果坚持每天早晨起床后喝一杯温开水，就相当于每天给肠道洗一次澡，冲刷润滑肠道、促进毒素排出的效果特别好。

让肠道清清爽爽的水果家族

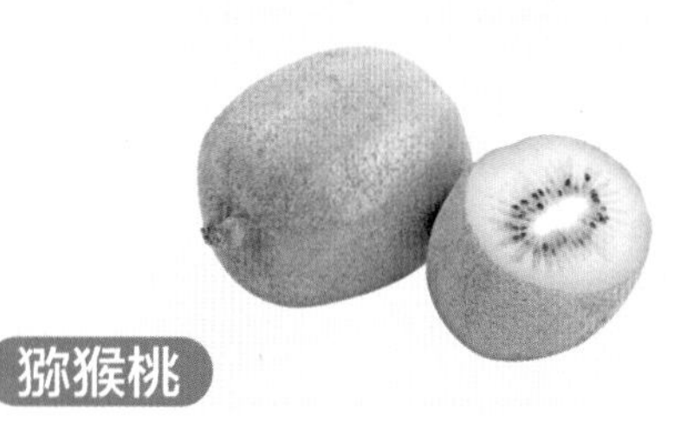

猕猴桃

功效 | **有利于清洁肠道**

猕猴桃富含微酸物质，可促进肠胃蠕动，加快毒素从肠道中排出；还含有膳食纤维和丰富的抗氧化物质，能够清热降火、润燥通便，减少粪便在体内的停留时间，预防和改善便秘。

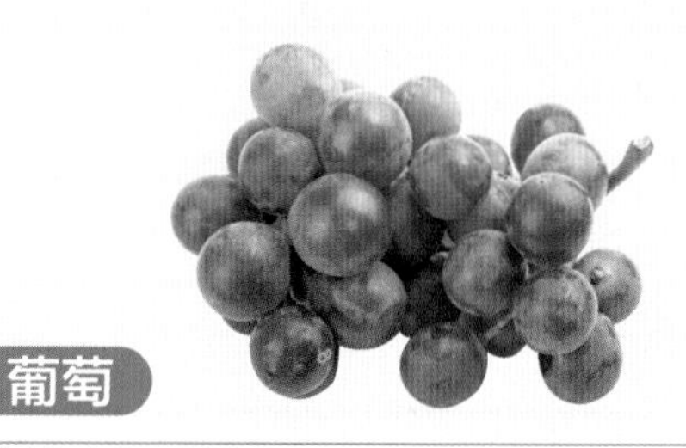

葡萄

功效 | **帮助排毒**

葡萄，尤其是深紫色的葡萄，有助于促进肠道内黏液的分泌，进而使肠道更润滑，对清除肝、肠、胃、肾内的垃圾有明显功效，并能帮助肝脏长期保持健康。

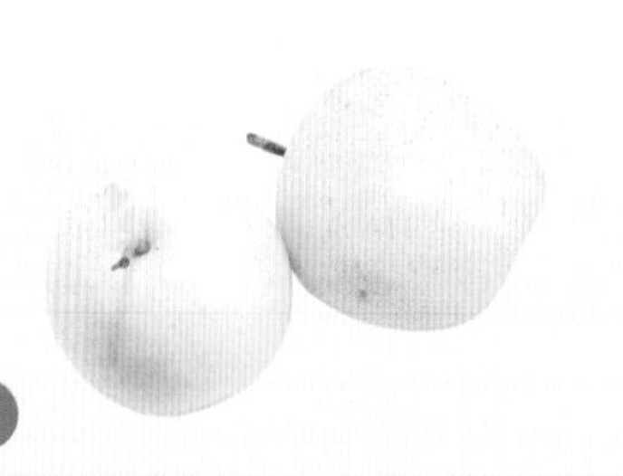

雪梨

功效 | **清洁肠胃效果明显**

雪梨含有丰富的膳食纤维，而膳食纤维正是清洁肠胃的好帮手，能够让便秘的烦恼烟消云散，因而排毒效果也特别好。另外，雪梨清甜爽口，刚吃完油腻荤腥的食物时吃点雪梨，能消除口腔中的油腻感。

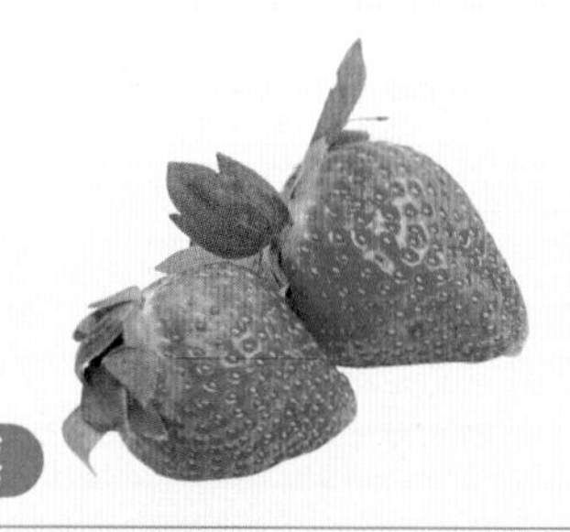

草莓

功效 | **美白治便秘**

草莓富含膳食纤维，可以助消化，令大便更通畅，使毒素没有机会在体内“扎堆”。吃了肉食之后再吃些草莓，还有降低胆固醇的奇效，尤其适合无肉不欢的备孕女性食用。

适量多吃这些食物，护肠排毒效果好

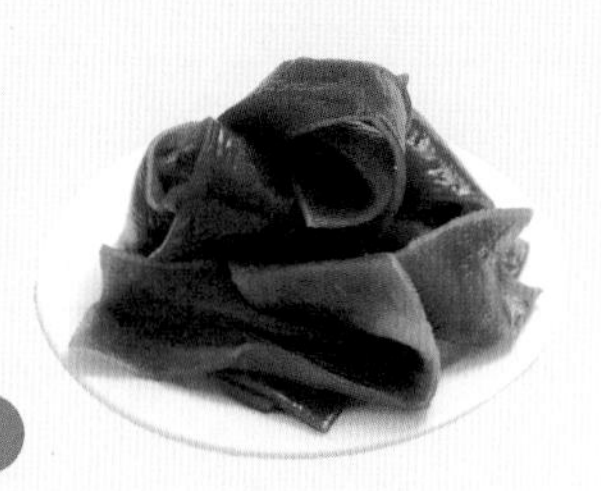

海带

功效 | **润肠排毒**

海带呈碱性，可以促进血液中甘油三酯代谢，具有润肠通便的作用。另外，海带属于低热量食物，含有丰富的膳食纤维，因而能加速肠道运动，促进毒素排出。

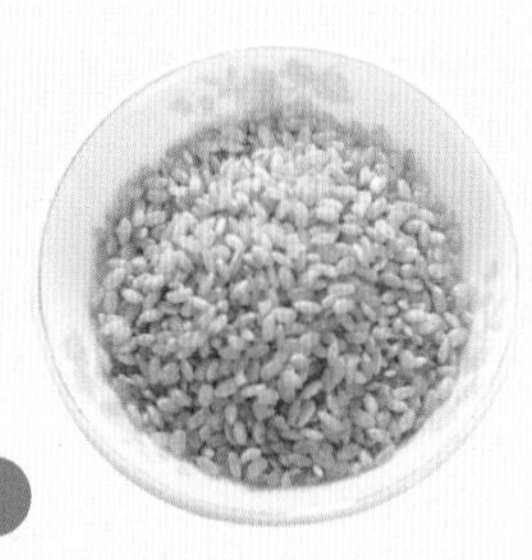

糙米

功效 | **加快肠道益生菌的繁殖**

糙米享有“管道工”的大名，这是因为糙米中含有丰富的 B 族维生素和维生素 E，能促进血液循环，并源源不断地为肠道输送能量，加快肠道内益生菌的繁殖，因而可以预防便秘，防止肠道内毒素过多。

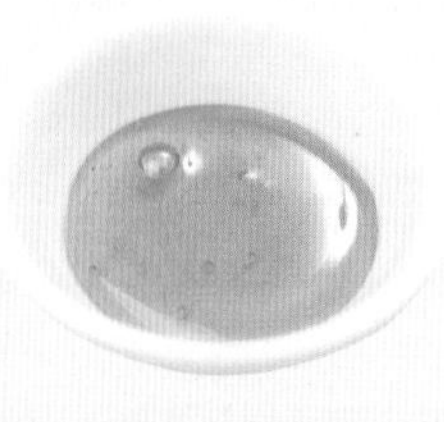

蜂蜜

功效 | **为肠道提供良好的环境**

常食蜂蜜不仅可以令脸部气色红润，还可以让肠道“和颜悦色”。蜂蜜有如此功效，是因为蜂蜜中所含的氨基酸、维生素，可帮助身体保持良好的循环状态。另外，蜂蜜中的镁、磷、钙等营养素也可为肠道提供良好的休息环境，还能起到调节神经系统的作用。

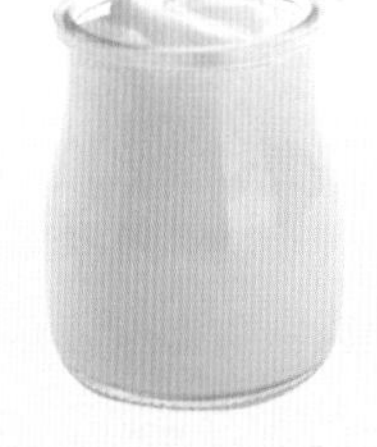

酸奶

功效 | **保持肠道内菌群平衡**

酸奶中含有丰富的益生菌，益生菌是一种有益肠道的细菌。益生菌在肠道内繁殖，能协助肠道抵抗有害病菌的袭击。喝酸奶最好选择在两餐之间，这样能有效地保持肠道内菌群平衡，促进营养物质在肠道内消化、分解。

孕前营养储备很关键

孕前 3 个月的饮食原则

加强营养

孕前 3 个月，夫妻双方都要加强营养，以提供健康、优良的精子和卵子，为优良胚胎的形成和孕育提供良好的物质基础。

夫妻双方要在饮食上多吃一些富含动物蛋白质、矿物质和维生素的食物。夫妻双方可以根据自己的情况，有选择地安排好一日三餐，并注意适量多吃水果，让双方体内储存充足的营养，身体健康、精力充沛，从而为优生优育做足准备。

良好的饮食习惯

不同食物中所含的营养成分不同，含量也不等。有的含这几种，有的含那几种；有的这几种含量多些，有的那几种含量多些。因此，最好吃得杂一些，不偏食、不挑食，养成良好的饮食习惯。

避免各种被污染的食物

尽量选择新鲜、天然的食物，少食含食品添加剂多的食品。蔬菜应吃新鲜的，并充分地清洗干净；水果最好去皮食用，避免农药危害；尽量饮用白开水，少饮各种咖啡、甜饮料等饮品；家庭炊具尽量使用铁锅或不锈钢炊具，避免使用铝制品及彩色搪瓷制品，以防铝元素、铅元素等对人体细胞产生伤害。

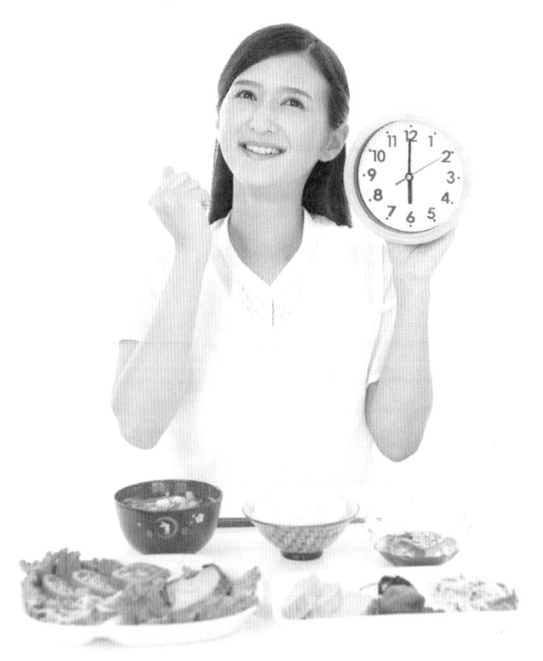

备孕夫妻要合理安排一日三餐，并注意适量多吃水果。

孕前 3 个月助孕食物推荐

宜吃食物	功效分析
水果	水果中含多种维生素，能在胎儿生长发育的过程中起到促进细胞不断生长和分裂的作用
小米、玉米	其中的蛋白质、钙、胡萝卜素、维生素 B_1 及维生素 B_2 的含量，都是大米和面粉所不及的，是健脑、补脑的主食
海产品	为人体提供易被吸收的钙、碘、磷、铁等矿物质，能促进大脑的生长发育、防治神经衰弱
黑芝麻	含有近 10 种重要的氨基酸，是构成脑细胞的主要成分
木耳	木耳中的胶质能把残留在消化系统中的杂质等吸附在一起，排出体外，从而起到清胃涤肠的作用；木耳还具有滋补、益气、养血、健胃、止血、润燥、清肺等作用
核桃	对脑神经的发育有益，能促进胎儿大脑发育
花生	含极易被人体吸收利用的优质蛋白质；还含各种维生素、碳水化合物、卵磷脂、人体必需的胆碱等，对人体有益

减少咖啡饮用量

备孕女性少量饮用咖啡并不增加流产、低体重儿等不良后果的发生概率，但是摄入过多，可能和流产率增高相关。咖啡中的咖啡因很容易通过胎盘进入胎儿体内，对胎儿的中枢神经系统造成损害，从而影响胎儿的智力发育。此外，宝宝出生后，妈妈若饮用咖啡，其中的咖啡因也会随着乳汁进入宝宝体内，从而危害其健康。因此，平时习惯喝咖啡的备孕女性要限制咖啡饮用量，一天不要超过 2 杯。

备育男性需纠正的饮食习惯

1. 纠正不喜蔬果的习惯。蔬果中含有的营养物质是男性生殖活动所必需的，若长期缺乏，有可能妨碍性腺的正常发育和精子的生成，从而使精子减少或影响精子的正常活动能力，严重的还有可能导致不育。

2. 过量吃海鲜。研究发现，备育男性若过多食用鱼、虾及蟹等海鲜，会影响精子的活力及数量，还会损害身体。因此，吃海鲜要适可而止。

肥胖女性适当减肥，更有利于怀孕

合理的体重对提高受孕率是很重要的。身体结实、营养充足的备孕夫妻，提供高质量的精子和卵子的概率更大，孕育过程也更顺利。

女性若过瘦，体内的雌激素分泌会出现异常，很有可能导致不孕；若过于肥胖，在怀孕阶段则可能出现妊娠糖尿病和妊娠高血压。

通常使用体重指数（BMI）来评估备孕女性的营养状况，根据孕前BMI值来确定孕期体重增长范围。

BMI =体重（千克）÷ 身高（米）^{2}

孕前 BMI	体形
< 18.5	偏瘦
18.5 ~ 23.9	标准
24 ~ 27.9	超重
≥ 28	肥胖

控制主食摄入量

控制主食，是指原来食量较大的人，需要减少主食的量，同时相应增加等量的副食摄入。可以采用递减式的方法减少主食的量，如每天减少 50 克。

饮食低脂低钠、少油少糖

饮食不要太油腻、太咸，也不要吃过多的动物性食物和油炸、烟熏食物。特别要注意油脂、钠盐的摄入量。油脂摄入过多，最直接的后果就是引发肥胖，而钠盐摄取过多，容易引发水肿，对身体健康以及减轻体重都是极为不利的。

少吃或不吃极甜的食物，如果酱、蜂蜜、糖果、蜜饯等。少喝碳酸饮料和含糖果汁，因为这些饮品会给身体带来很高热量，不利于体重的控制。

保证膳食纤维的摄入

膳食纤维能使人产生饱腹感，还能促进肠胃蠕动，预防和缓解便秘，帮助身体排毒。因此，肥胖的备孕女性每天都要保证摄取足够的膳食纤维。新鲜的蔬果富含膳食纤维，女性可根据自己的体质适当选择。

每周监测自己的体重

肥胖的女性在备孕期间应每周称1~2次体重，这样能时刻检测自己的体重变化情况，以便根据体重变化调整饮食。

清炒扁豆丝

材料 扁豆200克。

调料 蒜末5克，盐2克，植物油适量。

做法

1 扁豆去老筋，洗净沥干，切丝。

2 锅内倒油烧热，放入蒜末煸香，放入扁豆丝翻炒至熟，加盐调味即可。

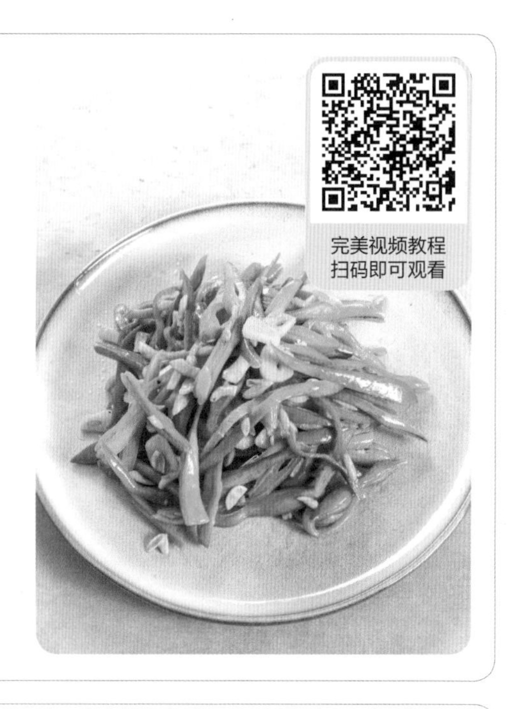

Tips

这道菜含有钾、维生素C、B族维生素和蛋白质等，能提振食欲，促进新陈代谢。

五彩瘦肉丁

材料 红彩椒、黄彩椒、柿子椒各20克，莴笋、胡萝卜各30克，猪瘦肉120克。

调料 蚝油5克，生抽3克，料酒10克，白糖2克，淀粉、植物油适量。

做法

1 胡萝卜、莴笋分别洗净，切丁；红彩椒、黄彩椒、柿子椒洗净，去蒂及子，切丁；猪瘦肉洗净，切丁，加生抽、淀粉、白糖和料酒腌10分钟。

2 锅内倒油烧至六成热，放入瘦肉丁略炒，加入莴笋丁、胡萝卜丁，加蚝油翻炒。再放入红彩椒丁、黄彩椒丁、柿子椒丁炒匀即可。

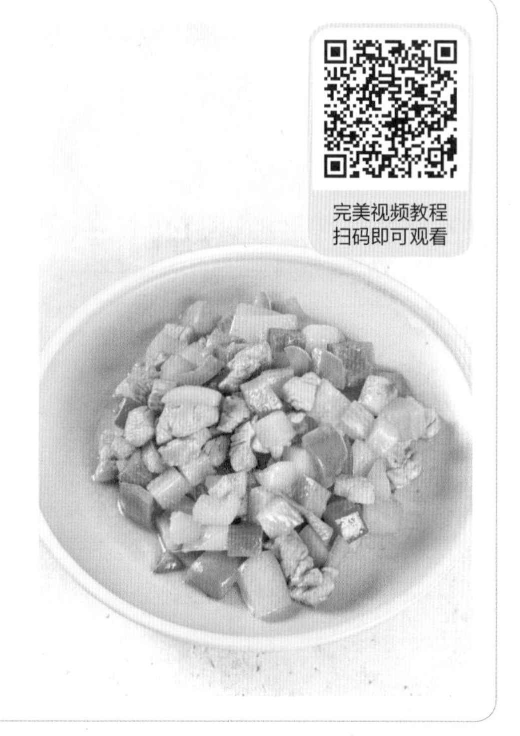

素食女性备孕怎么吃

素食者需额外补充的营养素

蛋白质

素食者可以把一些食物搭配在一起吃，以满足蛋白质种类均衡的需求，如可以将豌豆和大米、通心粉和奶酪等搭配在一起吃。但这对于纯粹的素食者比较困难，纯粹的素食者可以适量吃些蛋白粉。

脂肪

过多摄入脂肪对身体健康没有好处，但如果身体缺乏脂肪，也会对健康造成影响。坚持素食并不代表就要远离脂肪，可以用植物性脂肪来代替动物性脂肪，植物油、豆类、豆制品、坚果这些食物里都富含植物性脂肪，并且不含胆固醇和饱和脂肪酸，可以有效地预防心血管疾病、高脂血症、脂肪肝和肿瘤等的发生。

维生素 B_{12}

由于维生素 B_{12} 主要存在于动物性食物中，因此，素食者容易缺乏维生素 B_{12}。素食者可以适量吃紫菜，紫菜中维生素 B_{12} 的含量可以和鱼类、蛋类相媲美；也可采用蚝油来佐餐，蚝油也可提供丰富的维生素 B_{12}。菌类、麦片也富含维生素 B_{12}。纯粹的素食者必须在饮食中添加强化豆浆或维生素补充剂。

铁

铁主要存在于动物性食物中，素食者可以从荞麦、黄豆、豆腐皮、南瓜子、海苔、腰果等食物中摄取铁。另外，铁必须有维生素C的帮助才能转化为造血所需的形式，因此，在吃含铁的食物时要同时吃一些猕猴桃、鲜枣、橘子等富含维生素C的食物。

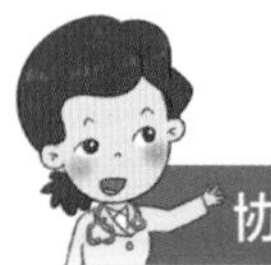

协和专家告诉你

素食者中的三种不同人群

1. 可吃蛋类、奶制品和植物性食物的素食者。
2. 可吃奶制品、植物性食物的素食者。
3. 只吃植物性食物的纯粹的素食者。

锌

饮食中的锌一般是由肉制品提供的，素食者如果希望通过素食方式获得锌，带皮土豆、四季豆、芝麻、苹果和通心粉都是不错的选择。

素食女性备孕期要吃一些坚果

核桃、南瓜子、松子等坚果中含有不饱和脂肪酸，能够促进宝宝中枢神经系统的发育，所以备孕女性，尤其是素食女性，每天可以吃 40 克左右的坚果，大概成人一小把的量。但要注意，坚果的热量比较高，不可多吃。

二二一比例进餐法

世界卫生组织和英国、美国卫生部推崇素食者采取“二二一比例进餐法”。所谓“二二一比例进餐法”，即将食物尽量按照两份五谷杂粮、两份蔬菜水果、一份蛋白质（如豆类等）的比例进行配餐。

在这份饮食清单里，两份五谷杂粮是基础，建议素食女性在备孕期每天摄取 300~500 克，并以玉米、小米、糙米、燕麦、大麦等全谷类为主。每天两份蔬菜水果是必不可少的，对于素食女性来说，每天的食用量应在 500~700 克，并且要吃当季的。一份蛋白质是必要的营养补充，素食女性在备孕期应以豆类食品为主导，因为它能为素食者提供身体必需的蛋白质。

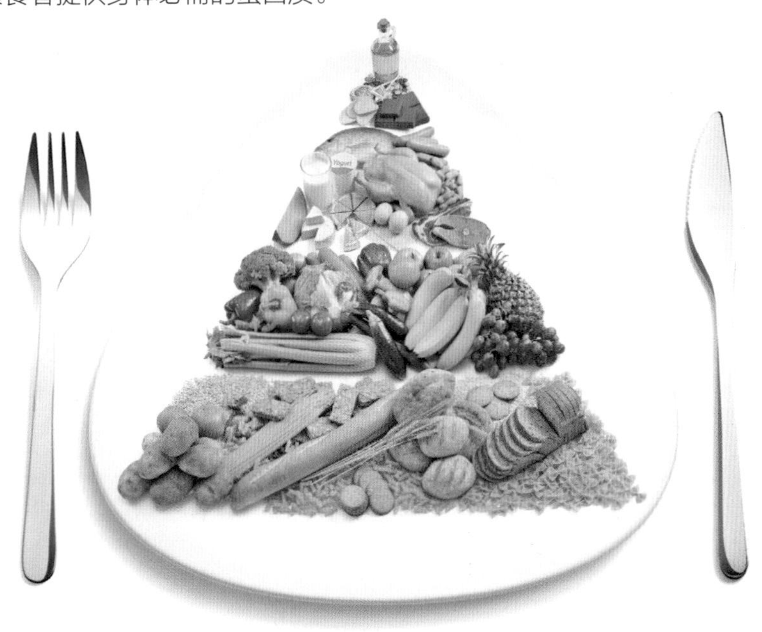

孕前 3 个月需补叶酸

叶酸能有效预防胎儿神经管畸形

叶酸对备孕女性和孕妈妈都非常重要。研究发现，孕早期缺乏叶酸是引起胎儿畸形的主要原因。因为神经管闭合发生在胚胎发育的 3~4 周，缺乏叶酸易引起神经管不闭合，从而导致以脊柱裂和无脑畸形为主的神经管畸形。

很多女性在得知自己怀孕后才开始补充叶酸，这时已经是受精后的半个月了，这容易使早期胎儿的脑部和脊髓因得不到足够的叶酸而发育不全，从而导致脑部和脊髓缺陷的发生。因此，女性应在孕前 3 个月就开始补充叶酸。

为了优生，备育男性也要补叶酸

对于想做父母的夫妻来说，不仅女性需要补充叶酸，男性也需要补充。叶酸在人体内能和其他物质结合成叶酸盐，男性体内缺乏叶酸，容易提高宝宝出现染色体缺陷的概率。此外，一些调查结果显示，男性精子含量低也与体内缺乏叶酸有关。所以，建议男性在备育期间也补充叶酸。

需要重点补充叶酸的人群

需要重点补充叶酸的人群	原因分析
年龄超过 35 周岁的备孕女性	受孕后卵细胞的纺锤丝老化，生殖细胞在减数分裂时容易出现异常，从而生出畸形宝宝
生过有神经管畸形胎儿的备孕女性	再次生育有神经管畸形胎儿的概率是 2%~5%，曾有两胎此类畸形者，概率更高，而患者的同胞姐妹发病的概率也会比正常人高
吃不到绿叶蔬菜及柑橘的备孕女性、高原地区的备孕女性	容易缺乏叶酸，导致胎儿先天畸形
过于肥胖的备孕女性	肥胖可能会引起身体新陈代谢的异常，并由此导致胚胎神经系统发育异常，因此，生出神经管畸形儿的概率较高

孕前怎样补充叶酸

每日建议摄取量：备孕女性最好从准备怀孕前3个月开始，每天摄取400微克的叶酸。

摄取来源：叶酸的食物来源主要是各种蔬菜、动物肝脏、蛋黄等。也可以通过叶酸制剂来补充。

摄取方式：我国居民每日平均从膳食中获得50~200微克叶酸，这是不能满足孕妇需要的。所以，备孕女性需要吃叶酸制剂。

备孕女性必须补充叶酸制剂

虽然含有叶酸的食物有很多，但因为叶酸很容易流失，从一般的饮食中不太容易摄取到足够的量，所以建议准备怀孕和处于孕早期的女性补充叶酸制剂。

常见食材中叶酸含量表（每100克可食用部分）

食材	叶酸含量
猪肝	425.1微克
菠菜	116.7微克
油菜	103.9微克
豆腐	39.8微克
开心果	34.5微克
小麦粉	23.3微克
小米	22.4微克

食物简易测算法

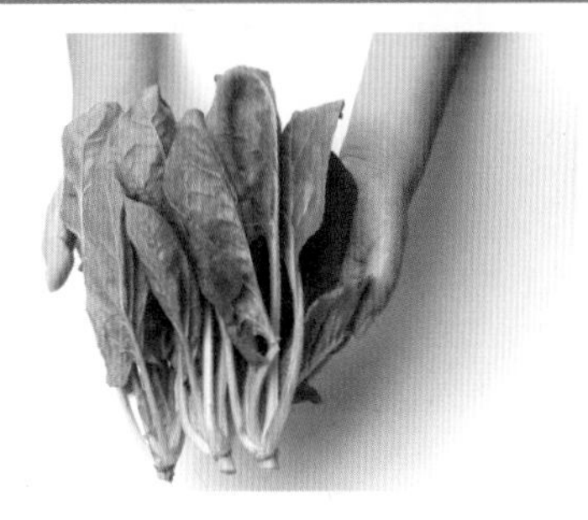

双手捧菠菜（3棵）≈100克
大概含有叶酸116.7微克

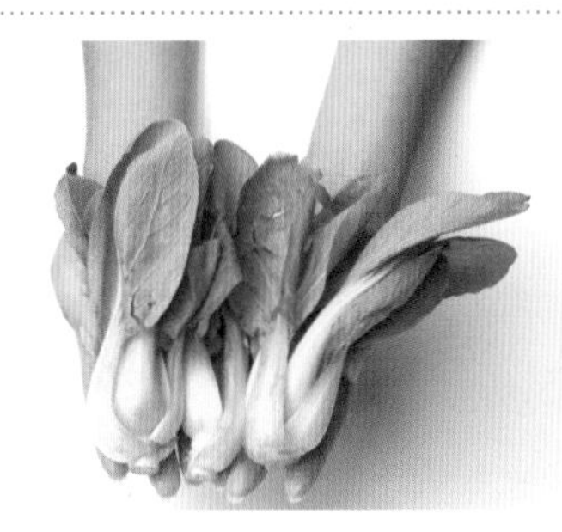

双手捧油菜（约3棵）≈100克
大概含有叶酸103.9微克

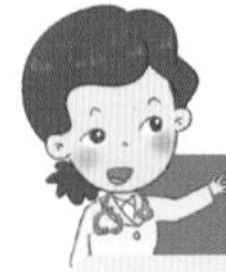

协和专家告诉你

叶酸制剂与维生素C补充剂不能同时服用

实验证明，叶酸在酸性环境中容易被破坏；而维生素C在酸性环境中则比较稳定。二者的稳定环境相抵触，如果在补充叶酸的同时服用维生素C，二者的吸收率就会受影响。最好间隔半小时以上服用叶酸制剂和维生素C补充剂。

微量元素可以
改善受孕环境

补碘预防呆小病

甲状腺需要碘才能发挥正常的作用。备孕女性如果长期摄入碘不足，生出的宝宝会甲状腺功能低下，中枢神经系统特别是大脑的发育会受影响，还可能出现生长缓慢、反应迟钝、面容愚笨等异常，这样的宝宝成年后的身高也不足130厘米，即患上“呆小病”。孕前补碘比孕期补碘对宝宝大脑发育的促进作用更明显，如果孕后5个月再补碘，就起不到预防作用了。

微量元素补充要适量，过量会适得其反

人体必需微量元素主要有碘、锌、硒、铜、钼、铬、钴、铁等。有些备孕女性可能会因缺乏微量元素或微量元素配比不合理而出现营养缺乏，如缺铁性贫血。但备孕女性微量元素的补充需谨慎，过量补充可能导致中毒，结果适得其反。

一般来说，备孕女性只要饮食多样、营养均衡，很少会出现营养不良的情况，不需要额外服用微量元素补充剂，如果有特殊情况需要补充，也应在医生指导下服用。

补锌预防先天畸形

女性缺锌，可能会影响胚胎的发育，导致各种先天畸形。男性缺锌，会导致性欲低下、精子数量减少。因此备孕夫妻应该多吃富含锌的食物，如瘦肉、牡蛎、芝麻等。

补铜促进胎儿正常发育

孕妈妈缺铜，可能会影响胚胎的正常分化和发育，还可能会导致胎儿先天畸形，以及胎膜早破、流产等异常情况。因此，女性在备孕期间就要合理摄入铜，适当多吃动物肝脏、粗粮、坚果等铜含量较高的食物。

补锰促进胎儿智力发育

孕妈妈缺锰不仅会影响胎儿智力发育，还可能导致胎儿畸形，如关节严重变形。一般经常吃五谷杂粮和蔬菜的人不会发生锰缺乏，但若只吃加工得过于精细的米面，就可能造成锰摄入不足。因此，备孕女性应该多吃些蔬果和粗粮。

提高受孕率的
天然“助性”食物

双向调节雌激素的豆浆

女性体内的雌激素可以保证卵巢功能正常。大豆中的大豆异黄酮又称植物雌激素，其结构和女性体内的雌激素接近。女性 35 周岁以后，体内雌激素偏低、卵巢功能衰退，多喝豆浆对卵巢功能有利。

大豆异黄酮可以双向调节人体的雌激素：当雌激素不足时，可以起到类雌激素的作用；当雌激素过剩时，又能起到抗雌激素的作用，从而降低女性患乳腺疾病的风险。

不能仅靠豆浆助孕

备孕女性可以把豆浆纳入日常膳食之中，但是豆浆毕竟仅是食物，不能代替药物的作用，多囊卵巢综合征、高雄激素血症引起的不孕，肯定不能靠喝豆浆来治疗。举例来说，仅 1 毫克的补佳乐里面的活性植物雌激素就相当于 20 升豆浆所含的雌激素，所以对依靠豆浆来助孕，期望不要太高。

备孕时饮用酸奶益处多

酸奶中的有益微生物可以促进肠道蠕动，加速体内废弃物的排泄，尤其适合便秘患者。备孕的女性如果大便不通畅，可以每天喝点酸奶，因为便秘会导致体内毒素蓄积，不利于怀孕后胎儿的健康。酸奶是牛奶经过乳酸菌发酵而成的，营养值不比牛奶差，且更易于消化和吸收。

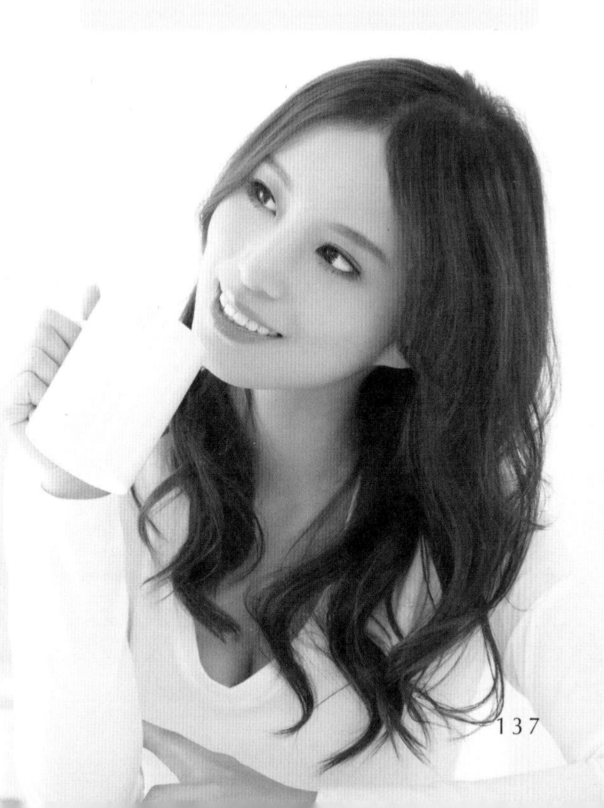

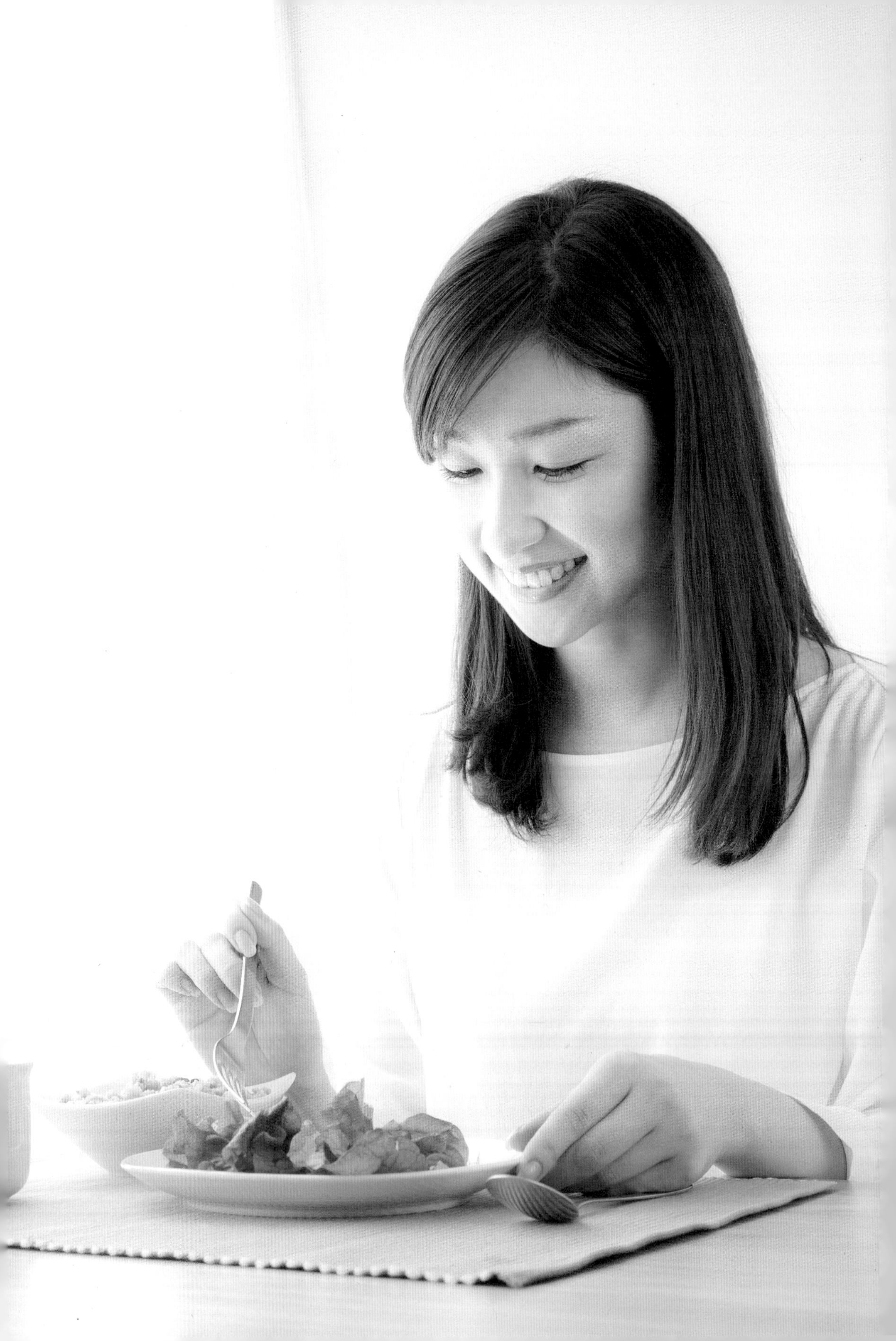

Chapter 5

孕前1个月~1周：为那个时刻做足准备

为了让宝宝占尽天时、地利、人和，备孕夫妻这一阶段应该做好充分的准备：营造优美的居室环境，保持良好心态，注意营养和饮食，生活要有规律，尽量不要出差、加班或上夜班等。备孕女性还需要每天坚持测量基础体温，找出自己的排卵日，争取在最佳的怀孕时机受孕。除了排卵日前后3天，其余时间需要养精蓄锐，这样做是为了保证精子和卵子的优良品质。此外，该了解怀孕征兆的知识了，聪明的备孕夫妻会做好充分的准备。

找准排卵日，让“好孕”如期而至

基础体温测量法找排卵日

孕激素具有调控女性的体温的作用，而且其本身比较复杂，总是在不断变化着，所以基础体温会出现波动。正常女性的基础体温以排卵日为分界点，呈现前低后高的状态，即双相体温。

基础体温测量法就是根据女性在月经周期中呈现的双相体温来推测排卵期的方法，从月经来潮第一天开始，坚持每天按时测量体温。一般情况下，排卵前基础体温在 36.6℃以下，排卵后基础体温上升 0.3℃ ~0.5℃，持续 14 天。从排卵前 3 天至排卵后 3 天这段时间是容易受孕期，可作为受孕计划的参考。

测量体温的注意事项

1. 用来测量基础体温的体温计，刻度最好能精确到 0.05℃ ~0.1℃
2. 晚上睡觉前把体温计放置在床边容易拿取、夜里翻身也不会碰到的地方，且体温计周围不能有热源
3. 第二天早上醒来时先不要翻身、伸懒腰、起身、上厕所等，而要把体温计放入口中，静卧 5 分钟后取出来记录温度
4. 经常倒班、上夜班、不能睡整夜觉的女性，可以将某一次睡眠满 6 小时后醒来时测量的体温数值作为基础体温

有排卵的基础体温曲线图

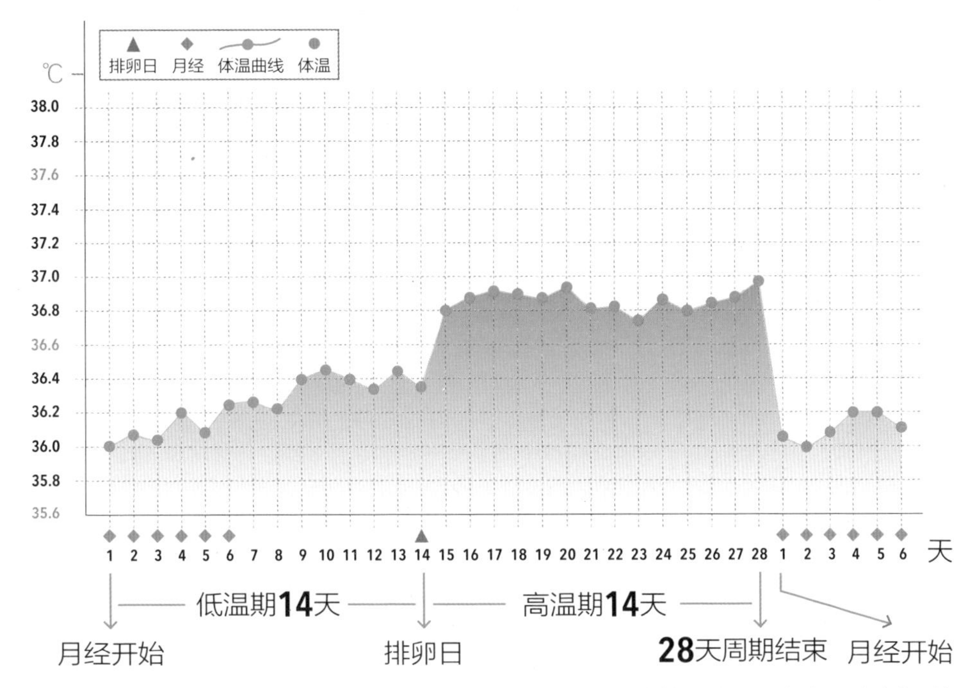

注：根据基础体温曲线图可以对排卵日做出比较正确的判断。在体温从低温向高温过渡的时候，会出现一个低温，一般情况下，这个低温出现的那天往往就是你排卵的当天。

记录基础体温的注意事项

1. 用体温计测量体温后，在图表内的相应位置处画上圆点“●”标记，一个月经周期结束后，把各小圆点用线连接起来，即成为基础体温曲线图。记录时间为从月经第一天起到下次月经开始的前一天。

2. 月经期间要注意观察并记录月经量。经量适中、正常时，用1个“×”标记；经量较多时，记“××”；经量特别少时，用“、”标记。

3. 同房后，在最近一次的体温圆点

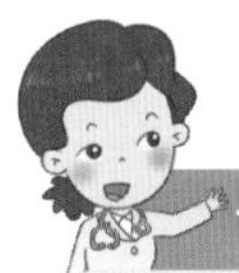

协和专家告诉你

体温曲线的走向可以反映孕激素的波动

对温度中枢起作用的激素主要是孕激素，体温曲线的走向大致可以反映孕激素的水平。排卵前，孕激素主要由肾上腺分泌，量很少，所以体温曲线呈低温状态；排卵后，卵子排出的地方变成黄体，黄体分泌大量的孕激素和雌激素，为受精卵着床做准备，于是体温骤然上升，呈高温状态。

外加一圆圈，标记为“⊙”。另外，如果能达到性高潮，可在⊙上方加“↑”标记；有性兴奋但达不到高潮时，在⊙上加“—”标记；如果感觉冷淡，则在⊙下方加“↓”标记。

4. 在接近排卵期时，要特别留意阴道分泌物的情况，量多如流清涕、透明、拉丝长大于 5 厘米时，用“+ + +”在“备注”栏内相应位置做标记；拉丝长 3~5 厘米时，标记“+ +”；量不多、浑浊、拉丝长小于 3 厘米时，用“+”标记。

5. 有失眠、感冒、腹痛、阴道出血等特殊情况时，在“备注”栏内加以说明。

6. 接受检查、治疗或服药等情况，宜在“备注”栏内相应位置处做记录，并在小方格中加“↑”表示开始，加“↓”表示结束。

基础体温曲线呈双相也有误导情形

基础体温曲线呈双相，并不能说明一定发生了排卵。在以下两种情况下，即使没有排卵也会有孕激素产生，从而造成基础体温曲线呈双相的假象：

（1）直径小于 15 毫米的小卵泡黄素化。

（2）直径大于 20 毫米的大卵泡不破，未破卵泡黄素化。

前一种情况是卵泡到了直径 15 毫米左右不长了；后一种情况是卵泡继续长下去，到了直径 20 毫米以上都不排卵。这两种情况都能使孕激素升高，使基础体温曲线呈双相。

在基础体温曲线呈双相的女性中，出现上述误导的比例为 13%~44%，因此基础体温曲线呈双相不能作为判断排卵与否的唯一标准。

基础体温曲线呈单相者也有排卵

基础体温曲线呈双相不能作为排卵的唯一证据，单相体温也不能作为没有排卵的证据。

在大多数情况下，单相体温的确表示没有排卵，但临床发现，这并不是绝对的。体温的变化是由于孕激素水平的波动刺激了体温调节中枢，使基础体温升高或者降低。但是，有些女性的体温调节中枢对孕

协和专家告诉你

挑选一支精确的体温计

基础体温计的刻度较密，精度需要为 ±0.05℃，以方便女性准确测量基础体温。目前常用的基础体温计大多数采用的是更安全的电子体温计。挑选时最好选用抗菌卫生材质的，因为要放入口腔；要选择液晶显示屏体温计，能直接显示测量结果，一目了然、灵敏而清晰，保障测量结果的准确性；要选择测量完成后有自动蜂鸣提示功能的，这样可以避免因为放置温度计的时间长短而导致测量的体温产生偏差。

激素的反应并不敏感，虽然孕激素水平发生了波动，但体温没有明显的升降。

因此，单凭基础体温曲线来判断是否排卵并不准确。要确切知道是否排卵，还要同时使用其他方法。

日程表法找排卵日

大部分生育期女性的排卵时间是在下次月经前 12~16 天（平均 14 天）。因此，可以从下次月经的大概开始日期向前推 14 天来预测排卵日。这种方法比较简便，但误差较大，因此我们推荐使用它的改良方法。

计算公式

易孕期第 1 天 = 最短一次月经周期天数 − 18 天

易孕期最后 1 天 = 最长一次月经周期天数 − 11 天

在用这个公式计算之前，你需要连续 8 次观察、记录自己的月经周期，掌握自己月经周期的最长天数和最短天数，代入以上公式得出的数字分别表示易孕期开始和结束的时间。

月经周期的天数是指从此次月经来潮的第 1 天到下次月经来潮的第 1 天所历经的天数。

例如，某女性前 8 个月的月经周期最长为 30 天，最短为 28 天，代入公式为：

易孕期第 1 天：28 天 − 18 天 =10 天

易孕期最后 1 天：30 天 − 11 天 =19 天

说明这位女性的易孕期开始于本次月经来潮的第 10 天，结束于本次月经来潮的第 19 天。

如果通过观察，发现你的月经很规律，如均为 28 天 1 次，那么你可将月经周期的最长天数和最短天数都定为 28 天，代入公式，计算出你的易孕期，即为本次月经来潮的第 10~17 天。找出易孕期后，如果想怀孕，可以从易孕期第 1 天开始，每隔一日同房 1 次，这样会极大地提高怀孕的可能性。

宫颈黏液法找排卵日

宫颈黏液法是澳大利亚的比林斯医生研究所得的。它是根据宫颈黏液分泌的理化性质改变来观察排卵发生时间的一种方法。

宫颈黏液的周期性变化

宫颈黏液由子宫颈里的特殊细胞所产生，随着排卵情况和月经周期的变化，其分泌量和性状也发生着周期性变化。

排卵前子宫颈会分泌出黏液

女性的排卵是一项重大的生理活动。排卵前性腺就开始活跃起来了，雌激素会达到一个高峰（200~500pg/ml[①]）。这时，子宫颈在雌激素的作用下，会分泌出大量蛋清状、含水十分丰富的黏液，可以拉成长丝。

平时，白带呈混浊黏稠状，量也不多。但是在月经中期接近排卵日时，宫颈内膜腺体细胞分泌功能趋于旺盛，白带明显增多，呈蛋清状，稀薄透明，这是女性为迎接精子进入子宫而铺设的“红地毯”。精子没有双脚，只有一条尾巴，只能靠摆动尾巴游泳前进，于是女性就在主要的通道上布满液体，帮助精子顺利通过。所以，当你觉得分泌物明显增多，并且可以拉成长丝时，就意味着排卵日马上要到了。

宫颈黏液的三种类型

在 1 个月经周期中，宫颈黏液先后出现不易受孕型、易受孕型和极易受孕型三种。

类型	表现
不易受孕型宫颈黏液	这种黏液出现在月经干净后，持续 3 天左右。这时的宫颈黏液少而黏稠，外阴部干燥而无湿润感，内裤上不会沾到黏液，不容易受孕
易受孕型宫颈黏液	这种黏液出现在月经周期中的第 9 天以后。随着卵巢中卵泡的发育，雌激素水平升高，宫颈黏液逐渐增多，变得稀薄，颜色呈乳白色。这时外阴部有湿润感
极易受孕型宫颈黏液	接近排卵日，雌激素进一步增加，分泌的宫颈黏液含水量多，清亮如蛋清状，黏稠度最低，滑润而富有弹性，用拇指和食指可拉成很长的丝，这时外阴部有明显的湿润感。这种黏液出现的前后 24 小时之内会发生一次排卵

① pg/ml，即皮克 / 毫升。1 皮克 =10^{-12} 克。

卵巢排卵后，黄体形成并产生孕激素，从而抑制子宫颈细胞分泌黏液，所以宫颈黏液又变得少而黏稠，成为不易受孕型宫颈黏液，直到下次月经来潮。下一个月经周期中，宫颈黏液又会重复上述变化。

观察方法

1. 观察宫颈黏液，需要每天数次，一般可利用起床后、洗澡前或小便前的机会，用手指从阴道口取黏液，观察手指上黏液的外观、黏稠度并用手指做拉丝测试。

2. 重点观察黏液从黏稠变稀薄的趋势，一旦黏液能拉丝达数厘米，就可定为处于排卵期了。

观察宫颈黏液的前一天晚上最好不要同房，这样观察的结果会更加准确

对宫颈黏液的观察需要 2~3 个月的练习，才能判断得比较准确

观察宫颈黏液前，一定要将手洗干净

注意事项

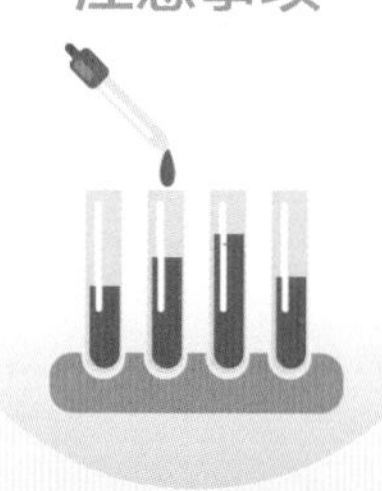

宫颈黏液法也适用于月经不规律的女性掌握自己的排卵期

阴道内宫颈黏液的变化受多种因素影响，如阴道内严重感染、冲洗阴道、性兴奋时的阴道分泌物、同房后黏液、使用阴道内杀精子药物等。因此，观察宫颈黏液前要先排除这些因素

判定白带性状时要与各种阴道炎引起的病理性白带增多相区别，后者可呈黄脓性、块状、黄色肥皂水样，常有臭味，还可伴有外阴奇痒等症状，需要就医治疗

白带出现拉丝后会在哪天排卵

排卵时间不固定：白带出现很长的拉丝后，排卵时间因人而异，有的人雌激素高峰出现在排卵的前 1 天，有的人出现在排卵的前 3 天。如果润湿期较长，要在润湿期

的最后一两天同房。在润湿期还要用排卵试纸来确定是否排卵，因为雌激素的高峰会诱导黄体生成素（LH）高峰的出现。只有出现了LH的脉冲，才会真正触发排卵。

特殊情况的发生：润湿期已经过了，而强阳性仍然没有出现。这表明雌激素诱导LH高峰失败，女性的性腺轴出现了障碍，导致排卵没有发生。

通过B超监测找排卵日

B超监测排卵最为直观。通过B超可以看到卵巢内有几个卵泡在发育，大小如何，是不是已经接近排卵的时间等，但不能确定卵子是否一定会排出。B超监测仅限于不孕的女性，如果可以正常受孕则没有必要，因为这样做不仅会增加紧张情绪和压力，还需要付出金钱和时间成本。

如何选择B超监测的时间

在几种B超监测方式中，以阴道B超最为准确。第一次去做B超监测的时间可选择在月经周期的第10天，也就是说来月经后的第10天到医院去做监测。

如何通过B超推算排卵日

卵泡的发育是有规律可循的。经过大量统计得出，排卵前3天卵泡的直径一般为15毫米左右，前2天为18毫米左右，前1天达到20.5毫米左右。这样便可以通过B超监测卵泡的大小来推算出排卵日期。

特殊情况的发生

有的人卵泡发育到一定程度后，不但不排卵，反而卵泡萎缩了；有的人卵泡长到直径20毫米以上仍不排卵，卵泡继续长大，最后黄素化了。出现这些情况都是不正常的，需要治疗。

通过排卵试纸找排卵日

先通过日程表法推算出易孕期，然后在此期间使用排卵试纸进行测试即可。

使用方法

用洁净、干燥的容器收集尿液。手持排卵试纸，将有箭头标志线的一端浸入尿液中，液面不可超过试纸的最高线（MAX线），约3秒钟后取出平放，10~20分钟后观察结果，结果以30分钟内阅读为准。

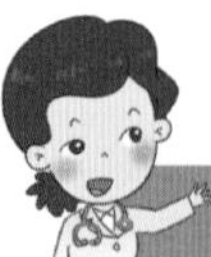

协和专家告诉你

用排卵试纸来检测LH高峰

卵泡是在卵泡刺激素（FSH）和黄体生成素的共同作用下发育成熟的。在排卵前的24小时内，LH会出现一个高峰，排卵试纸就是用来检测这个高峰的。

结果判定

类型	表现
阳性	在检测区（T）及控制区（C）各出现一条色带。T 线与 C 线同样深，预测 48 小时内排卵；T 线深于 C 线，预测 14~28 小时内排卵
阴性	仅在控制区（C）出现一条色带，表明未出现过黄体生成素（LH）高峰或峰值已过
无效	在控制区（C）未出现色带，表明检测失败或检测条无效

收集尿液的最佳时间为上午 10 点至晚上 8 点，一定要避开晨尿。尽量采用每天同一时刻的尿样

注意事项

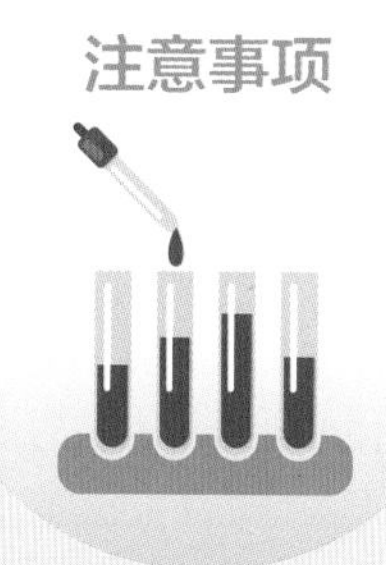

收集尿液前 2 小时应减少水分摄入，因为尿液稀释后会影响检测结果

每天测一次，如果发现阳性逐渐转强，就要增加检测频率，最好每隔 4 小时测一次，尽量测到强阳性，排卵就发生在强阳性转弱的时候。如果发现强阳性快速转弱，就说明卵子要破壳而出了，要迅速识别强阳转弱的瞬间

通过排卵期出血和排卵痛找排卵日

在女性生殖期，由于受激素的影响，卵泡逐渐发育成熟，卵泡中充满液体，随着压力的增加向卵巢表面膨出。当压力大到一定值时，卵泡破裂，卵子排出，此时常伴有极轻微的出血。当出血刚好正对着腹膜（一层环绕腹腔的坚韧薄膜）时，就可刺激腹膜，使腹部产生隐隐约约的轻痛，被称为“排卵痛”。这种疼痛的感觉提示你排卵正在发生，是同房的最佳时机。

当然，不能完全依靠这种疼痛的感觉来确定排卵日，因为女性的腹腔内集中了很多器官，不能确定轻微的疼痛一定是排卵痛；而且并非每个人都会有排卵痛，也并非每次排卵都有排卵痛。因此，通过排卵期出血和排卵痛来找排卵日，只能作为一种辅助方法。

孕前一周
为受孕准备好环境

营造舒适的、利于优生的家居环境

好的家居环境不仅对女性的健康有利，还关系到是否能够顺利怀孕以及怀孕后胎儿是否能健康发育等问题。因此，计划怀孕的夫妻必须拥有一个舒适的家居环境。

空气要清新

备孕夫妻不适宜在新装修的房子里怀孕，房子装修后不要急于入住，最好通风 2~3 个月，装修和购买家具时要选择合格产品。要注意室内通风，保持居室内空气清新。

房间布局要合理

房间的整体布局要以舒适为原则，空间不一定要很大、很宽敞，但要科学合理地设计。可以选择环保材料将房间装饰得舒适、温馨，色彩要明亮、柔和，房间要收拾得干净、整洁，家具摆放要合理。合理的布局能够让夫妻生活更加舒适，心情更加愉悦，感情也会更好，从而有利于孕育宝宝。

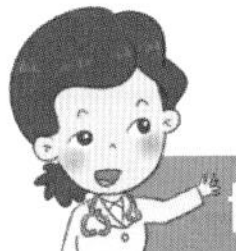

协和专家告诉你

新装修的房子不宜马上入住

新装修的房子会散发出甲醛等有毒气体，不仅对人体有危害，而且容易造成孕妇流产或胎儿畸形等。最好通风去除异味 3 个月左右后，再找专业人士测一下甲醛是否超标，待检测值降到正常范围之内再入住。

受孕具体实施过程

1. 预先测算好排卵时间。

2. 提前做好准备，共同操持家务，注意休息，保持体力。

3. 想办法放松心情，保证早睡早起，作息规律，夫妻一起晨练。一个人的时候听听音乐，闲暇时泡个澡放松自己。

4. 加强营养，多摄入优质蛋白质，如鱼、瘦肉、蛋、奶等。

5. 同房时，选择气候宜人、空气清新的时候，把房间收拾得整洁、清爽，营造温馨、浪漫的氛围，加强感情交流，提高夫妻性生活的质量。

尽量在家中受孕

受孕最好在家中进行，因为家里比

较安静、卫生，夫妻对家居环境又比较熟悉，能够更加放松，有利于优生。

避开黑色受孕时间

蜜月期

新婚前后，男女双方都为婚事操办、礼节应酬而奔波劳累，体力消耗很大，精子和卵子的质量会有所下降。此外，新婚蜜月期性生活频繁，也会影响精子和卵子在子宫内的着床环境，不利于优生。

旅行途中

旅行途中颠簸劳累，生活起居没有规律，饮食失调，营养不足，睡眠不够，大脑皮质经常处于兴奋状态，会影响受精卵的生长或引起子宫收缩，易导致流产。所以不适宜怀孕。

炎热和严寒季节

怀孕早期正是胎儿大脑皮质初步形成的阶段。高温酷暑时，孕妈妈妊娠反应剧烈、食欲不佳，会造成机体消耗量大，从而影响胎儿的大脑发育。而在严寒季节，女性多在室内活动，新鲜空气少，接触病原体的机会增多，容易患上感冒而影响胎儿的正常发育。

饮酒后

如果女性饮了较多的酒，那么最好在停止饮用1个月后再受孕，因为酒精会对生殖细胞造成损害，从而影响胎儿的正常发育。

排卵期前减少性生活次数

一般来说，育龄女性在每个月经周期中只排一个卵子。因此，每个月最容易受孕的时间仅仅为排卵前1~3天及排卵后1~3天。可见，正确地掌握女性易孕期是夫妻生育的关键。

但社会上众多的夫妻对这个问题存在着两种截然不同的心态。第一种认为，既然1个月只排1次卵，其他时间不能受孕，那么，应该在每月的排卵期过1次性生活，其他时间可以养精蓄锐。第二种则认为，估计的排卵时间恐怕不准确，为了把握受孕机会，要频繁进行性生活，最好每天1次，以期受孕。其实，这两种想法都不对。

因为性生活频率过低，精子贮藏时间过长，会导致精子老化或失去竞游的活力。此外，女性每月仅排卵1次，卵子的受精活力仅能保持十几个小时的高峰时间，低频率的性生活很容易导致夫妻错过这个宝贵而短暂的受孕机会。相反，性生活过频势必会影响精子数量，这种质量不高的精液，即便遇上了排卵日也未必能受孕。备孕夫妻应该在排卵期前减少性生活的次数，养精蓄锐，增强精子和卵子的生命力。

学点助孕法，提高受孕率

合适的体位让精子更顺利进入子宫

子宫前位的同房方式

对于子宫前位的女性来说，合适的同房方式是男方俯卧在女方身体上，面对面进行。为了增加受孕机会，同房后女方可在臀下垫个枕头，使骨盆向上方倾斜，这样子宫颈就正好浸在精液池中，保持该姿势 1 小时即可。

子宫后位的同房方式

对于子宫后位的女性来说，同房方式可采用后入式，即男方从女方的后方进入。同房后女方可采用俯卧式，在腹部下垫个枕头，这样子宫颈也正好浸在精液池中，保持该姿势 1 小时即可。

无论是子宫前位还是子宫后位，同房姿势都不能采用骑乘式和坐姿。这两种姿势容易造成射精后精液外流，怀孕的可能性相对减少。

一次完美的性爱能提高命中率

同房时，如果夫妻双方均处于最佳状态，即夫妻双方的体力和性欲都处在最高潮，就是最佳的受孕时机，有利于优生。

在性和谐中射精，精子的活力旺盛，精液中的营养物质和能量充足，能促使精子及早与卵子结合。女性在达到性兴奋时，随着分泌的“爱液”增多，阴道酸碱度会发生变化，pH 值升高，有利于大量精子向女性子宫内游动。由于 2000 多万个精子中只有一个最强壮且带有优秀基因的精子能够成功与卵子结合，因此参与竞争的精子越多，孕育出高智商下一代的可能性就越大。所以，夫妻双方应注意性生活的质量，争取在同时进入性高潮的时候受孕。

这些信号表明你可能怀孕了

困乏劳累

如果你此时已经怀孕了，那么，你会容易感到劳累，睡眠时间也会有所增加，这是激素变化造成的。

白带增多

怀孕时白带开始增多。如果白带太多，可能伴有阴道炎症。如果白带中带有血丝或点状出血，一定要向医生咨询。

呕吐

怀孕之后最明显的反应之一就是呕吐。可能你会对某些气味特别敏感，或者特别讨厌某些食物。

基础体温上升

一般来说，排卵前基础体温较低，排卵后基础体温会升高，并且会持续2周左右，如果高温状态持续3周以上，基本上就可以确定为怀孕了。

停经

对于月经周期稳定的女性来说，如果月经推迟1周以上，也基本可以确定为怀孕了。但也有环境变化或精神刺激因素引起月经推迟或闭经的可能。

乳房胀痛

有些女性会感觉乳房胀痛，这是乳房向你发出的信号——乳房要为哺乳做准备了。此外，乳房变得更加丰盈，乳头、乳晕颜色加深，乳晕上细小的孔腺变大。

尿频或排尿不尽

孕妈妈有些尿频或有排尿不尽的感觉，平时逛街不怎么上厕所的女性，突然变得一直想上厕所，这可能是怀孕了。但尿频或排尿不尽并不是怀孕的固有症状，因为轻微的尿路感染也可能导致尿频。

确认怀孕的几种方法

验尿——准确率 99%

验尿是我们经常在电视剧里看到的情景，没错，这是最常用的方法。可以在家用验孕试纸检测，一般药店都有售。一般受精后 14 日，就可以测出来，并且孕早期最好使用晨尿测试。一定要按照说明书操作，把试纸插到尿里，而不是把尿泼到试纸上。不管第二道线显不显，只要有印儿，就有 99% 的可能是怀孕了。要是显了，建议保存一下。如果没有，过几天再试。

不需要买昂贵的验孕试纸，因为验孕试纸的原理是一样的，如果便宜的没显，那么贵的也不一定显，或者贵的显了，再找一个便宜的测，其实结果也是一样的。

基础体温——需要一直坚持测

排卵后的基础体温要比排卵前高出 0.5℃左右，并且高温持续 12~14 天，直至月经前 1~2 天或月经第 1 天才下降。如果继续测试 5~10 天，基础体温一直没有下降，即代表可能已经怀孕。

验血——准确率 100%（不用空腹）

这是最准确的方法，卵子受精后 7 日即可在血清中检测出人绒毛膜促性腺激素（hCG），检测时一般采静脉血。要是想快点确定，就去医院验个血，这是第一选择。这样你还可以及时知道体内的激素水平是否正常，需不需要打针吃药补黄体酮，相当于又增加了一道保障。

B 超——可以排除宫外孕

如果仅仅是为了确认有没有怀上，不建议去做 B 超，因为通常胚胎要大于 45 天，B 超才能测出来。但为了排除宫外孕，确认怀孕 45 天后很有必要去做一下。

用验孕试纸检测是否“中标”

尿液检测原理

所谓尿液检测，就是利用尿液中所含的hCG进行检查。hCG（Human Chorionic-Gonadotropin）即人绒毛膜促性腺激素，是孕妈妈体内分泌的一种激素，这种激素存在于孕妈妈的尿液及血液中。一般的验孕棒或验孕试纸就是利用装置内的单株及多株 hCG 抗体与尿液中的抗原结合呈现一定的反应来判定有没有怀孕的。

同房后多久能用试纸测出是否怀孕

验孕试纸的有效测试时间与女性体内所含的人绒毛膜促性腺激素水平有关，如果 hCG 含量低，就可能检测不出来或者仅呈弱阳性而不易判断。一般对于月经周期比较稳定、有性生活的女性来说，月经推迟 6 天以后，就可以用验孕试纸来检测是否怀孕了；如果月经推迟 11 天以上，就可初步判定是怀孕了。

验孕试纸的使用方法

在使用验孕试纸前，务必仔细阅读包装盒上的所有说明，有些验孕试纸可能会指定必须用晨尿进行检测，测试时尿液请勿超过 MAX 线。

使用方法如下：

1. 用洁净、干燥的容器收集尿液，最好用晨尿。

2. 将试纸条上有箭头标志的一端浸入装有尿液的容器中，约 3 秒后取出平放，30 秒至 5 分钟内观察结果。

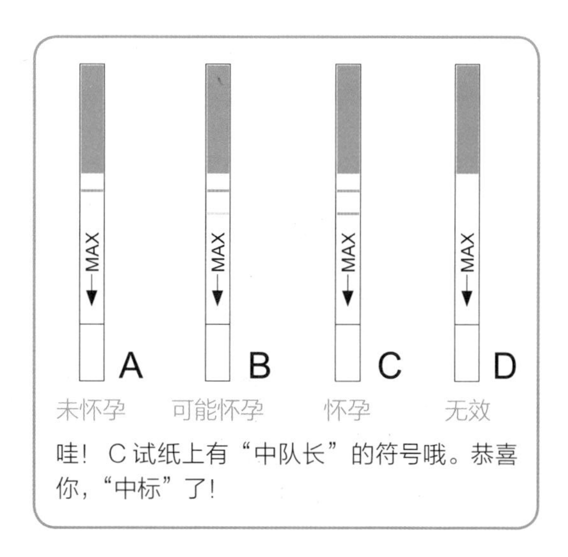

哇！C 试纸上有“中队长”的符号哦。恭喜你，“中标”了！

测试结果

结果	具体表现
阳性（+）	出现两条紫红色条带。一条位于测试区（T）内，另一条位于质控区（C）内，表明已怀孕
阴性（-）	仅质控区（C）内出现一条紫红色条带，测试区（T）内无紫红色条带出现，表明未怀孕
无效	质控区（C）内未出现紫红色条带，表明操作过程不正确或试剂条已失效

验孕试纸为什么会呈现弱阳性

如果验孕试纸测到弱阳性（T 线颜色很淡），先不要高兴太早，这可能是假阳性。未孕的女性体内 hCG 值可以忽略不计，但是有一些因素，比如在黄体期进行激素治疗时注射过 hCG 针剂、有高脂血症等，可能导致 hCG 值升高。

因为怀孕初期的 hCG 值有高有低，所以验孕试纸呈弱阳性也可能是怀孕。为了得到一个准确的结果，可以过两天再测一次，或者直接去医院做进一步的检查。

正规品牌的验孕试纸准确率为 99%

排卵发生在月经周期的第 14 天左右，假设此时受精成功了，那么受精卵要产生 hCG 最快需要六七天，而 hCG 真正开始大量分泌是在受精卵着床后。

现在的验孕试纸敏感度提高了，一般月经推迟 2~3 天就能测出来。

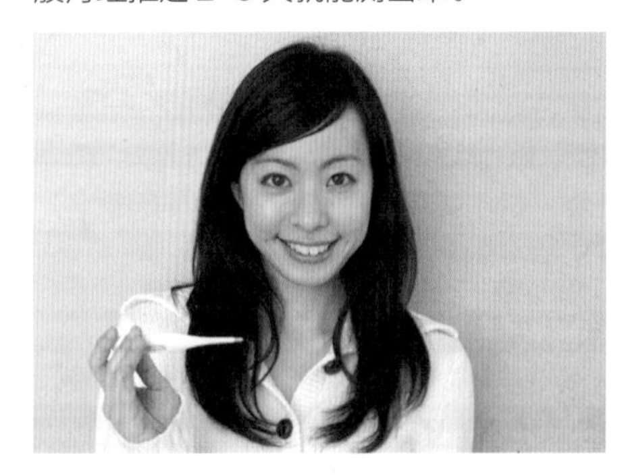

使用验孕试纸的注意事项

1. 尽量采用早晨的第一次尿液进行检测，因为这个时候的激素水平最容易检测出来。实在不行的话，要保证尿液在膀胱中起码存了 4 小时再用其来检测。

2. 不要为了增加尿液喝过多的水，这样会稀释激素。

3. 在检测之前要仔细阅读说明书，准确按照每个步骤去做。

4. 一些药物可能会影响测试的结果，所以一定要自己阅读清楚说明书。

5. 如果是宫外孕，验孕试纸检测不出来。要确认检测结果，就一定要去医院。

宝宝来了，怎么呵护

孕早期出现流产征兆时需测 hCG 值

如果出现腹痛、阴道出血等征兆，应及时抽血检测 hCG 值，根据 hCG 的翻倍情况来衡量宝宝的发育情况。hCG 有促进黄体酮分泌的功能，hCG 不良，黄体酮水平往往也不会高。具体关系如下：hCG 翻倍很好，黄体酮水平下降，说明胚胎在正常发育，如果伴有腹痛和出血，可用黄体酮干预；黄体酮水平正常，hCG 翻倍不好，可能预示宫外孕、胚胎发育潜能较差等异常妊娠；黄体酮水平下降，hCG 翻倍不好，一般需保胎。

不可过量服用叶酸

叶酸是 B 族维生素的一种，母体摄入足量的叶酸，能够降低婴儿出生时大脑和脊椎缺陷的可能性。因此，女性宜在怀孕前 3 个月和怀孕后的前 3 个月每天补充 400 微克叶酸。但若准妈妈叶酸摄入过多，产下的婴儿易携带一种名为 677TMTHFR 的基因，科学家认为这种基因对健康有负面影响，它可能会增加婴儿成年后患心脏病、癌症的概率，且女婴成年后易出现怀孕综合征。因此，一定要控制好每天摄入叶酸的总量，千万不要过量。

孕50~60天是“事故”高发期

在现实生活中，孕 50~60 天胎停育的例子特别多，而且往往停得莫名其妙。在孕 50~60 天这一“事故”高发期，孕妈妈应该特别当心。在这一时期，孕妈妈千万不要发脾气，避免情绪激动，也不要长途旅行，更不能太劳累。

有叶酸代谢障碍的孕妈妈要额外补充叶酸

机体缺乏叶酸有两方面原因：一是叶酸摄入量不足，二是基因缺陷导致机体对叶酸的利用能力低下（叶酸代谢障碍）。科学研究发现，叶酸利用能力受遗传的影响，如果与叶酸代谢相关的酶活性偏低（相关基因功能异常），那么即使这一人群按常量（400 微克 / 天）补充叶酸，机体叶酸水平也会不足。孕妈妈如果存在叶酸代谢障碍，就需额外补充叶酸。

孕前没有补充叶酸需注意什么

如果孕前没有补充叶酸，那就要注意 3 件事情。

1. 要判断自己之前是不是摄入了足够的新鲜蔬果，以及富含蛋白质和钙、铁、锌的食物。只要之前饮食比较均衡，就不用太担心。

2. 要坚持产检，尤其是一些必要的排畸检查一定不能错过。只要产检时胎儿健康就没问题。

3. 不要因为之前没有补充，孕期就过量补充。每天摄入的叶酸量不能超过 1 毫克。除了正常饮食，每天只要吃一片 400 微克的叶酸片就可以。每片 5 毫克的叶酸补充剂，只作为医生治疗用，不建议日常补充，否则会造成叶酸补充过量，导致锌缺乏，进而导致胎儿发育迟缓、低出生体重等。

孕妇能不能接种疫苗

孕妇能不能接种疫苗，这是女性经常提出的问题。有些疫苗是孕妇绝对禁用的，有些是孕妇可以注射的，这主要由疫苗的性质来决定。

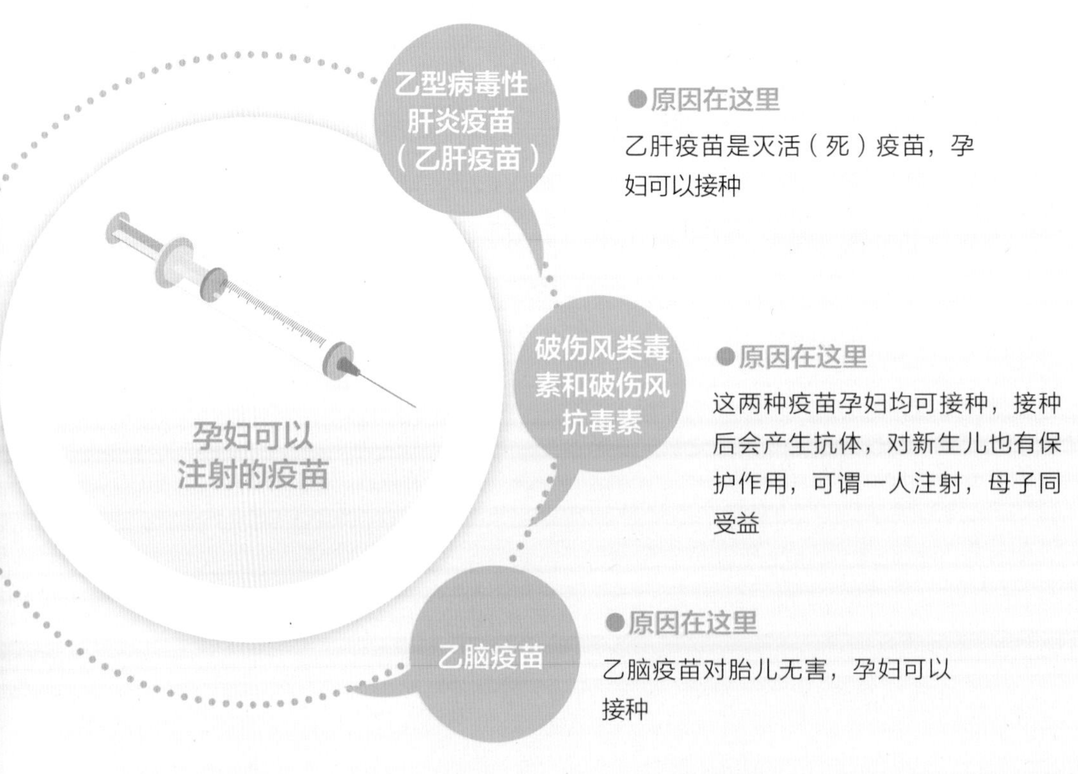

除了以上几种疫苗，其他疫苗的注射就要非常当心了，注射之前一定要认真咨询医生。

孕早期用药对胎儿的影响

药物对胎儿可能产生不良影响，但是在胎儿的不同时期，产生的后果也不同。

孕早期时间段	药物影响
受精后 1 周内	受精卵尚未植入子宫内膜，一般不受孕妇用药的影响
受精后 8~14 天	药物的作用可能导致流产，但并不会导致畸形，也就是说药物的影响要么是致命的——受精卵不能着床或者自然流产，要么就是没有影响
受精后 3~8 周	这一时期是胚胎器官发育的重要阶段，各器官基本会在这一阶段内发育，最易受药物和外界环境的影响而产生形态上的异常，被称为“致畸高度敏感期”。此时用药必须谨慎，即使是安全性大的药物也要在不影响治疗效果的情况下选择小剂量使用，而安全性小、有致畸不良反应的药物绝对不能用

预防感冒并谨慎用药

感冒对孕妇的危害大

感冒对普通人来说是常见病，并不会引起严重的后果，但对孕妇来说就不同了，会造成下述两点危害。

感冒危害	具体表现
流产、早产和死胎率高	实验发现，感染过流感病毒的孕妇，早产率为未感染过流感病毒孕妇的 1.5 倍，流产及死胎率为 1.8 倍。大量的病毒会阻碍胎儿组织的正常发育，可能给胎儿带来致命的伤害，被感染的胎儿孕龄越小，受到的危害越大。此外，病毒性感冒时的高烧也会严重伤害胎儿
胎儿畸形	许多孩子的先天性心脏畸形与母亲孕期患病毒性感冒有关。孕妇若在怀孕后的前 3 个月内受到病毒感染，畸形儿的发生率更高

孕期这样预防感冒

在冬、春季病毒性感冒流行的时候，孕妇应该尽量避免到人多、空气污浊的地方去，尽量避开患感冒的人。

外出时，应该戴口罩，回家后要用淡盐水漱口，勤洗手。在室内需要经常通风、保持室内清洁。加强体育锻炼，多到户外活动，多晒太阳，增强体质，提高机体对气候变化的适应能力。同时，要增加营养，提高机体免疫力。

若感冒发生在下次月经预计来潮时间之后，此时，如果孕妈妈体温持续 3 天在 39℃以上，就会对胎儿产生影响。此时，需要跟家人及医生商讨是否继续妊娠。

如果是在孕 3~8 周患上病毒性感染，并伴有高热，那对胎儿的影响就会相当大。病毒会通过胎盘进入胎儿体内，容易造成胎儿先天性心脏病、兔唇、脑积水、无脑和小头畸形等。感冒造成的高热和代谢紊乱所产生的毒素还会刺激子宫收缩，造成流产。因此，孕妈妈需要在医生的指导下选择安全、有效的药物，不可自行服药，并要做好相关的咨询工作。

了解一些安全药物

轻度感冒时，可选用“板蓝根冲剂”等中成药，同时多喝开水，注意休息，补充维生素 C。

重度感冒伴有高热、剧咳时，可选用“柴胡注射液”来退烧以及纯中药止咳糖浆来止咳，同时可用湿毛巾冷敷，或用浓度为 30% 左右的酒精擦浴，进行物理降温。

不同感冒情况的处理方法

情况一

孕妈妈虽患了感冒，但不发热，或者发热时体温不超过 38℃。

巧处理

增加饮水、补充维生素 C、充分休息。如伴有咳嗽，可在医生的指导下服用一些不会对胎儿产生影响的药物。

情况二

孕妈妈体温在 39℃以上，并持续 3 天以上。

巧处理

如果感冒发生在下次月经来潮前（相对于末次月经而言），即排卵以后 2 周内，用药可能对胎儿没有影响。

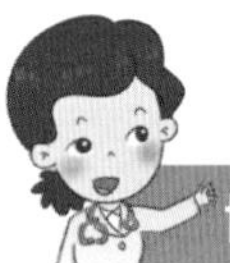

协和专家告诉你

误服药物后的应对措施

如果在不知道怀孕的情况下服用了药物，先不要惊慌，首先应该弄清楚你服用的药物是安全的、慎用的，还是孕妇禁服的。对于会造成胎儿畸形的药物要立即停止服用。在受精 1 周时，药物还不至于造成胎儿畸形，但是如果服用某些药物过多，就易使胎儿流产。如果自己没有把握，可咨询医生。

抗生素最好用青霉素类药物，不用喹诺酮类（如诺氟沙星）和氨基糖苷类（如链霉素、庆大霉素等）药物。

但要注意，具体用药应谨遵医嘱，不可自行服药，即便是以上提到的纯中药或中成药，也要在医生指导下服用。

阴道出血是先兆流产的最直接症状

阴道出血是先兆流产的最直接症状，引起阴道出血的原因是胚胎的绒毛从母体的子宫肌壁上剥离了。若胚胎绒毛剥离的面积小，则阴道出血量少，胚胎的存活尚无大碍，还有保胎的希望，医学上称之为“先兆流产”。如果剥离的面积大，则阴道出血量多，胚胎的营养供应会受到严重影响，此时保胎的希望就很小了。

在孕 8 周前，因为胚胎的绒毛发育不成熟，与母体联系不牢固，所以稀疏的绒毛很容易从母体剥离。在这个时期若有激烈的性生活，或者过度的劳累、负重、搬扛重物、腹部撞击、长途旅行颠簸等，就会引起绒毛剥离。

阴道出血伴腹部痉挛或腹痛可能是宫外孕

怀孕后，只要有腹部痉挛或腹痛及阴道出血，就存在宫外孕的可能，此时应尽早进行超声检查，以确定妊娠位置。若 hCG 水平大于 2000mIU/ml，则通过阴道超声检查应该可以见到宫内妊娠；若 hCG 水平大于 6000mIU/ml，则通过腹部超声应该可以见到宫内妊娠。如果通过超声检查看不到妊娠，则有可能为宫外孕。

另外，还可以通过孕激素水平来判别是否为宫外孕。宫外孕的孕激素水平比较低。

医生怎么诊疗孕早期阴道出血

孕早期阴道出血是先兆流产的表现，也可能是胚胎停育或宫外孕的表现。孕妈妈一旦发现内裤上有血色或褐色分泌物，就要立即去医院。如果忽视了先兆流产的征象，延误了采取措施的时间，不适当休息，任其发展下去就会流产。

医生会进行阴道检查，确认出血是否来自子宫，再做 B 超检查确认是否为宫外孕。如果不是宫外孕，排除了因胚胎发育异常而导致的出血，那么医生接下来会给孕妈妈查黄体酮水平。黄体酮水平低的孕妈妈需要补充黄体酮，可以注射黄体酮针，也可以服用补黄体酮的药物。

意外之喜，要还是不要

做完 X 射线检查后发现怀孕了该怎么办

不少女性在做完 X 射线检查后才发现自己怀孕了，因此很担心。放射线的影响主要取决于接受的剂量和时长。

放射线的剂量	对胎儿的影响
剂量小于 0.05Gy[①]	未发现有致畸的证据
剂量大于 0.1Gy	致畸的可能性比较高
剂量大于 0.25Gy	会导致小头、智障及中枢神经系统畸形
剂量大于 1.0Gy	可导致放射病及发育迟缓
剂量达到 4.5Gy	接受者中 50% 胎儿死亡，存活者可发生恶性肿瘤
备注：照射时间在排卵 2 周以内，可按照“全或无”定律处理	

最好让胎儿自己做选择

孕期用了药、做了 X 射线检查或者出现其他情况，胚胎会做出正确的选择。也就是说，意外怀孕时，孕妈妈让胚胎自己做个选择，就像大浪淘沙，脆弱的胚胎会被淘汰出局，而生命力强的胚胎会成为优良的“种子”。孕妈妈不要不分青红皂白地终止妊娠。

① Gy，即戈瑞，放射线剂量单位。

X 射线检查禁忌

35 周岁以下的女性最好不要做乳腺 X 射线检查，除非有不得已的情况，孕妇和备孕女性均应慎用。备孕女性应遵循“十天原则”，即月经来潮后 10 天内不做 X 射线检查。备孕女性应在 X 射线检查半年后再考虑怀孕，以最大限度地避免因体检不慎带来的胎儿畸形。做子宫输卵管造影，要在月经干净后 5~10 天进行（一些专家认为 3~7 天），检查后 3 个月内避免怀孕。

怎么精准推算预产期

按末次月经推算

预产期月份

末次月经的月份减3或加9。如果末次月经发生在3月份以后，就在这个月份上减去3，相当于第2年的月份；如果末次月经发生在3月份或3月份之前，就在这个月份上加9，相当于当年的月份。例如，如果末次月经发生在2016年5月，则5-3=2（月），即预产期在2017年的2月份；如果末次月经发生在2016年2月，则2+9=11（月），即预产期在2016年的11月份。

预产期日期

末次月经第1天日期加7。如果得数大于30，则用其减去30，得到的数就是预产期的日期（预产期月份则随着加1）。例如，如果末次月经的第1天是6日，则6+7=13（日），预产期就是13日。如果末次月经的第1天是24日，则24+7=31（日），预产期就是31-30=1日。

以上推算法仅针对经期为28天的孕妈妈。如果月经周期是35天，则预产期要推迟7天；月经周期是25天，则预产期要提前3天。以此类推。

按引起妊娠的性生活日期推算

从性生活日期算起的第266天，即为预产期。

按初觉胎动的日期推算

母体第一次感到胎动的日子加22周（初产妇），或加24周（经产妇），即为预产期。初产妇一般在18周后会感到胎动，经产妇在16周就能感受到胎动。实际上，推算出的预产期并不是真正的分娩日期，在预产期的前3周至后2周内分娩都算足月分娩。

根据B超检测推算预产期

多数女性通常在末次月经的1个月后才意识到自己怀孕了，因此很难确切地说出最后一次来月经的日子。还有些女性的月经周期不是很准，所以很难计算出准确的预产期。这种情况就需要结合B超检查来推算了。通过测量子宫与胎儿的大小来估算出末次月经第一天的日期，再推算预产期。一般孕8周就可通过B超检测估计胎龄了。对于月经规律者，可以在孕11~13周做NT检查的同时完成对孕周的核对。

预产期日历——一眼看出预产期

黑色日期：代表你末次月经的起始日期。

1月（Jan）			1 10/8	2 10/9	3 10/10	4 10/11
5 10/12	6 10/13	7 10/14	8 10/15	9 10/16	10 10/17	11 10/18
12 10/19	13 10/20	14 10/21	15 10/22	16 10/23	17 10/24	18 10/25
19 10/26	20 10/27	21 10/28	22 10/29	23 10/30	24 10/31	25 11/1
26 11/2	27 11/3	28 11/4	29 11/5	30 11/6	31 11/7	

彩色日期：代表你的预产期。

末次月经起始日　预产期

2月（Feb）			1 11/8	2 11/9	3 11/10	4 11/11
5 11/12	6 11/13	7 11/14	8 11/15	9 11/16	10 11/17	11 11/18
12 11/19	13 11/20	14 11/21	15 11/22	16 11/23	17 11/24	18 11/25
19 11/26	20 11/27	21 11/28	22 11/29	23 11/30	24 12/1	25 12/2
26 12/3	27 12/4	28 12/5				

3月（Mar）			1 12/6	2 12/7	3 12/8	4 12/9
5 12/10	6 12/11	7 12/12	8 12/13	9 12/14	10 12/15	11 12/16
12 12/17	13 12/18	14 12/19	15 12/20	16 12/21	17 12/22	18 12/23
19 12/24	20 12/25	21 12/26	22 12/27	23 12/28	24 12/29	25 12/30
26 12/31	27 1/1	28 1/2	29 1/3	30 1/4	31 1/5	

4月（Apr）			1 1/6	2 1/7	3 1/8	4 1/9
5 1/10	6 1/11	7 1/12	8 1/13	9 1/14	10 1/15	11 1/16
12 1/17	13 1/18	14 1/19	15 1/20	16 1/21	17 1/22	18 1/23
19 1/24	20 1/25	21 1/26	22 1/27	23 1/28	24 1/29	25 1/30
26 1/31	27 2/1	28 2/2	29 2/3	30 2/4		

5月（May）			1 2/5	2 2/6	3 2/7	4 2/8
5 2/9	6 2/10	7 2/11	8 2/12	9 2/13	10 2/14	11 2/15
12 2/16	13 2/17	14 2/18	15 2/19	16 2/20	17 2/21	18 2/22
19 2/23	20 2/24	21 2/25	22 2/26	23 2/27	24 2/28	25 3/1
26 3/2	27 3/3	28 3/4	29 3/5	30 3/6	31 3/7	

6月（Jun）			1 3/8	2 3/9	3 3/10	4 3/11
5 3/12	6 3/13	7 3/14	8 3/15	9 3/16	10 3/17	11 3/18
12 3/19	13 3/20	14 3/21	15 3/22	16 3/23	17 3/24	18 3/25
19 3/26	20 3/27	21 3/28	22 3/29	23 3/30	24 3/31	25 4/1
26 4/2	27 4/3	28 4/4	29 4/5	30 4/6		

注：表中 3 月、4 月、5 月、7 月、12 月，与公式计算法相比，预产期会相差 1~2 天。之所以会出现这种情况，是因为公式计算法是按照经期为 28 天的标准计算的，而预产期日历是以实际日期逐日推算的，并且有的月份天数不一样。准妈妈可以根据实际情况自行选择方便于自己的推算法。

7月（Jul）			1 4/7	2 4/8	3 4/9	4 4/10
5 4/11	6 4/12	7 4/13	8 4/14	9 4/15	10 4/16	11 4/17
12 4/18	13 4/19	14 4/20	15 4/21	16 4/22	17 4/23	18 4/24
19 4/25	20 4/26	21 4/27	22 4/28	23 4/29	24 4/30	25 5/1
26 5/2	27 5/3	28 5/4	29 5/5	30 5/6	31 5/7	

8月（Aug）			1 5/8	2 5/9	3 5/10	4 5/11
5 5/12	6 5/13	7 5/14	8 5/15	9 5/16	10 5/17	11 5/18
12 5/19	13 5/20	14 5/21	15 5/22	16 5/23	17 5/24	18 5/25
19 5/26	20 5/27	21 5/28	22 5/29	23 5/30	24 5/31	25 6/1
26 6/2	27 6/3	28 6/4	29 6/5	30 6/6	31 6/7	

9月（Sep）			1 6/8	2 6/9	3 6/10	4 6/11
5 6/12	6 6/13	7 6/14	8 6/15	9 6/16	10 6/17	11 6/18
12 6/19	13 6/20	14 6/21	15 6/22	16 6/23	17 6/24	18 6/25
19 6/26	20 6/27	21 6/28	22 6/29	23 6/30	24 7/1	25 7/2
26 7/3	27 7/4	28 7/5	29 7/6	30 7/7		

10月（Oct）			1 7/8	2 7/9	3 7/10	4 7/11
5 7/12	6 7/13	7 7/14	8 7/15	9 7/16	10 7/17	11 7/18
12 7/19	13 7/20	14 7/21	15 7/22	16 7/23	17 7/24	18 7/25
19 7/26	20 7/27	21 7/28	22 7/29	23 7/30	24 7/31	25 8/1
26 8/2	27 8/3	28 8/4	29 8/5	30 8/6	31 8/7	

11月（Nov）			1 8/8	2 8/9	3 8/10	4 8/11
5 8/12	6 8/13	7 8/14	8 8/15	9 8/16	10 8/17	11 8/18
12 8/19	13 8/20	14 8/21	15 8/22	16 8/23	17 8/24	18 8/25
19 8/26	20 8/27	21 8/28	22 8/29	23 8/30	24 8/31	25 9/1
26 9/2	27 9/3	28 9/4	29 9/5	30 9/6		

12月（Dec）			1 9/7	2 9/8	3 9/9	4 9/10
5 9/11	6 9/12	7 9/13	8 9/14	9 9/15	10 9/16	11 9/17
12 9/18	13 9/19	14 9/20	15 9/21	16 9/22	17 9/23	18 9/24
19 9/25	20 9/26	21 9/27	22 9/28	23 9/29	24 9/30	25 10/1
26 10/2	27 10/3	28 10/4	29 10/5	30 10/6	31 10/7	

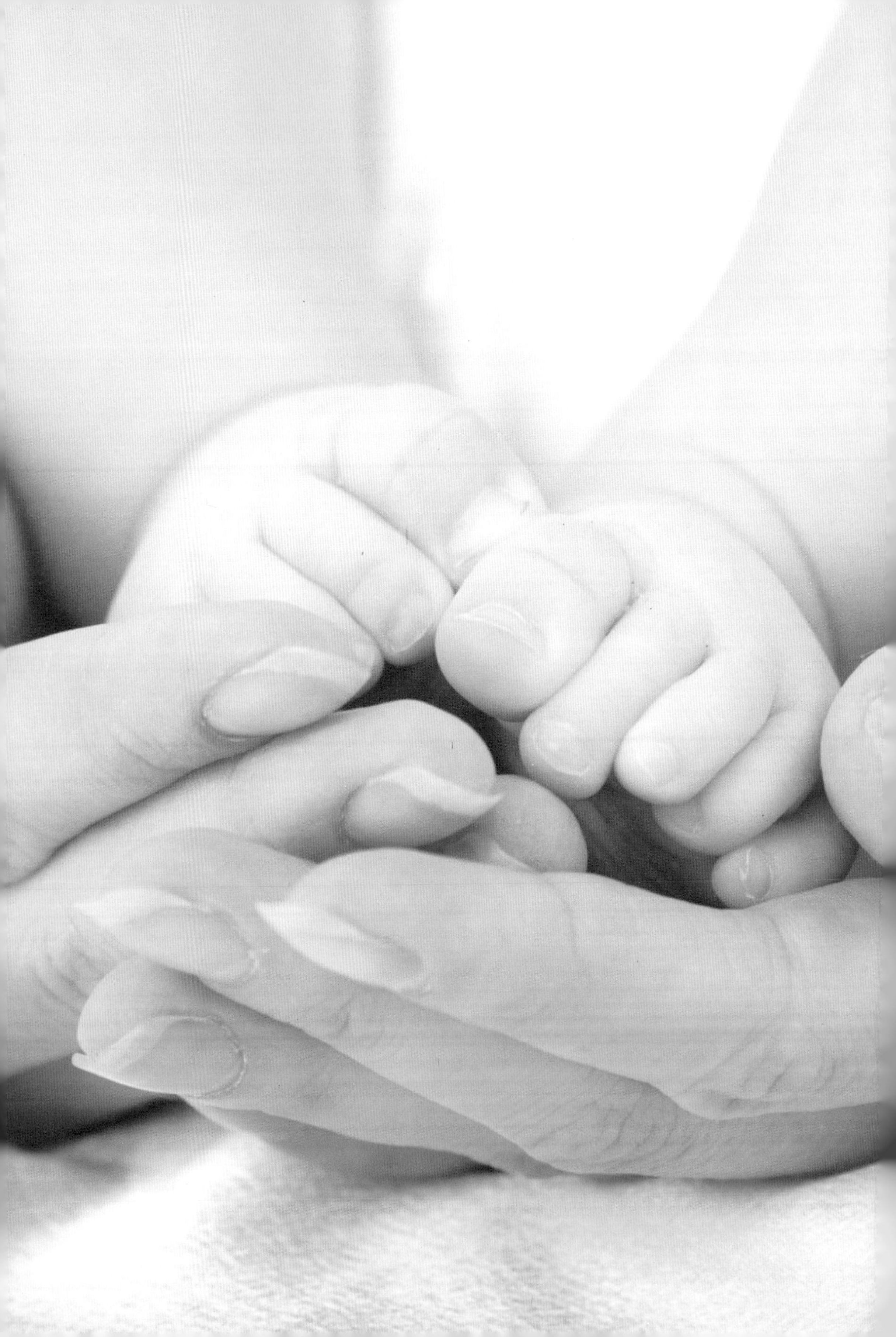

Chapter 6

自然怀孕有困难，试试人工受孕

不孕不育只是相对于繁衍后代而言的，大多数情况下不会影响本人的身体健康和夫妻生活。所以，怀不上时先不要焦虑和紧张，做好该做的检查，有针对性地治疗有碍怀孕的疾病。如果已经尽力尝试但仍无法怀孕，不要太过着急，还有其他的措施可以补救，人工受孕就是一个不错的选择。

不孕不育是这样界定的

什么是不孕不育

对于拥有规律的性生活、年龄在25周岁左右的正常夫妻来说，每月大约有1/5的机会怀孕。约有90%想要孩子的夫妻会在1年内最终受孕，另外10%不能怀孕的夫妻就被称为不孕夫妻。

不要轻易给自己贴上不孕的标签

不孕不育症的诊断有明确的规定：夫妻未采取避孕措施，规律地进行性生活，1年内未怀孕，才会被诊断为不孕症。有的备孕夫妻尝试3个月未怀孕，就不淡定了，开始去医院看不孕不育专家。备孕夫妻要保持平和的心态，放松心情，相信宝宝一定会来。

不孕和不育的区别

不孕和不育是有区别的。不孕主要是由于精子或卵子的异常、生殖道的障碍使精子与卵子不能相遇、结合或着床。不育是指有过妊娠，但均以流产、早产、死胎而告终，也就是说精子与卵子已结合，并在子宫内膜着床后，因胚胎或胎儿生长障碍、娩出障碍或新生儿死亡而导致不能获得存活的婴儿。有时，不孕和不育是很难区分的，常被笼统地称为不孕症。习惯上，把女性病因引起的不孕称为女性不孕症，把男性病因导致配偶不孕的称为男性不育症。

不孕症的诊断年限

有关不孕症的诊断年限，国内外的妇产科专家尚未有统一意见。以往，国内外曾以3年为限，近年来，这个年限趋于缩短。受结婚及生育年龄后延以及环境因素的影响，世界范围内的不孕人口正在增加。为了临床上早诊断、早治疗，世界卫生组织在《不孕夫妻标准检查与诊断手册》中规定，不孕症的诊断年限为1年。这一规定逐渐得到了妇产科学界的认同。所以，如果想要孩子而1年内还没有怀孕，就应该及时就诊。

滴虫阴道炎会引起不孕

滴虫阴道炎是由阴道毛滴虫引起的，是一种常见的性传播疾病。滴虫阴道炎可以吞噬精子，并阻碍乳酸生成，杀死阴道中的精子，所以说滴虫阴道炎可能导致不孕。

滴虫阴道炎症状

阴道毛滴虫的潜伏期为 4~28 天，一部分女性在感染初期并无症状，等时间一长，就会感到阴道分泌物增多、外阴瘙痒，并伴有灼热、疼痛、性交痛等症状。阴道的分泌物为稀薄脓性、黄绿色、有臭味。如果合并尿路感染，可伴有尿频、尿痛症状，甚至还会出现血尿。

治疗期间每次月经后复查

滴虫阴道炎经常会在月经后复发，因此每次月经结束后要复查阴道分泌物。经过 3 次检查，结果均为阴性，才算是治愈了。同时要注意外阴清洁，最好每天清洗外阴，同时勤换内裤。为避免重复感染，内裤及洗涤用毛巾要在沸水中浸泡 5~10 分钟，以消灭病原体。不要去公共场所洗澡、游泳；有外阴瘙痒症状时，可用中药外阴洗剂坐浴，不要抓挠，以免外阴皮肤黏膜破损，发生感染。

临床上常用甲硝唑来治疗

甲硝唑是临床上治疗滴虫阴道炎的常用药物，可以通过口服及阴道用药治疗。甲硝唑属于妊娠期 B 类药物，一般来说，孕早期及哺乳期不建议使用。

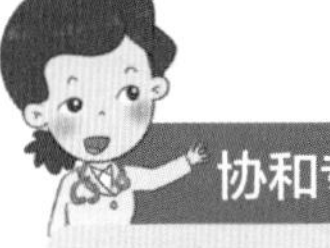

协和专家告诉你

妻子得了滴虫阴道炎，丈夫也要治

滴虫阴道炎主要由性行为传播，男性在感染滴虫后通常无症状，不易发觉，从而成为感染源。如果妻子得了滴虫阴道炎，丈夫也应同时进行治疗，治愈前应避免无保护同房。

输卵管通了吗

女性的不孕有 20%~30% 是由于输卵管因素引起的。输卵管的器质性病变如炎症、粘连或肿瘤所致的输卵管狭窄、闭塞及输卵管痉挛等，是引起不孕的主要原因。

导致输卵管不通的主要原因

输卵管闭塞、输卵管狭窄

输 卵 管 炎、 输 卵 管水肿

子宫内膜异位症、输卵管伞部拾卵障碍

如何判断输卵管是否通畅

临床上经常通过输卵管通畅检查来了解输卵管是否通畅。

常见的输卵管通畅检查

检查名称	具体方法及优点
子宫输卵管碘油造影	子宫输卵管碘油造影是通过子宫颈管向子宫腔内注入碘剂，在 X 射线照射下，使子宫腔和输卵管显影，从而了解子宫腔及输卵管内的情况
超声下输卵管造影	对某些造影剂过敏的女性应提前和医生说明，在医生指导下选择适合自己的、不伤害身体的造影剂。造影不但能够提示输卵管是否通畅、阻塞的部位，还方便观察子宫腔的形态
宫腹腔镜联合检查	可以帮助患者迅速找到不孕的原因，并查看输卵管间有无粘连的情况。术后联合输卵管通液术，还可以检查输卵管内部是否有堵塞和粘连
输卵管镜检查	可以明确判断输卵管疾病出现的原因，从而对输卵管疾病进行治疗

输卵管不通的治疗手段

治疗手段	治疗目的
通液（通水）	疏通管腔
中药和理疗	促进局部血液循环，解痉
腹腔镜手术	松解粘连，伞部造口，去除异位的子宫内膜等
输卵管镜插管	去除息肉和碎片，疏通管腔

上述手段中，通液、中药和理疗（微波、敷盐等）治疗简便，没有太多不良反应，一般的医院都能做；腹腔镜手术和输卵管镜插管则对设备和医生的经验有一定的要求。

哪种治疗手段疗效好

采用哪种治疗手段，要看每个人的具体情况。如果是近端不畅，经过通液或手术治疗，有效率约为 50%；如果是远端不畅，根据文献资料统计，有效率约为 25%，同时，异位妊娠率为 5%；如果伞部黏膜形态差，则有效率更低些。

医生选择治疗手段的依据

医生在面对各种治疗选择时，也常有犹豫。一般来讲，影响医生决策的因素有：患者的具体情况、本医院实施各种技术手段的实力、医生自己的喜好以及患者的要求。医生如果觉得患者年纪轻，输卵管情况还好，卵巢储备能力尚强，一般会建议他先用各种手段治疗输卵管不通；如果医生觉得患者输卵管情况差，且对自己医院的试管婴儿技术水平有信心，那么就会建议患者尝试试管婴儿技术。

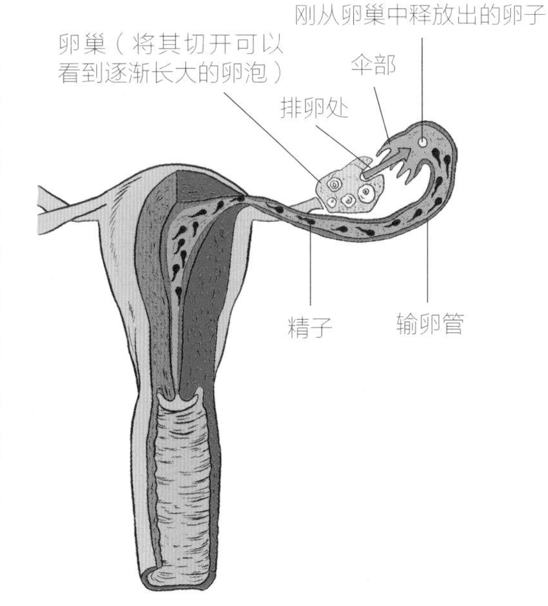

精卵相会的通道——输卵管

备育男性也要积极配合

对于备育男性来说，需要关注的无非是两大项：精液是否正常，是否有性功能障碍。男性精液异常，指的是男性精子浓度低于 15×10^6/ 毫升，向前移动的精子少于 32%，正常精子形态少于 4%。参考标准各大医院稍有差异。无精子症或死精子症患者则无法用自己的精子生育。男性性功能障碍性不育包括心理性、血管性、内分泌及药物引起的阳痿、不射精等。

导致男性不育的原因

生殖器官发育异常

阴茎先天性发育异常，包括先天性阴茎发育不全、隐匿阴茎、无阴茎、小阴茎、异位阴茎等，均因不能勃起而无精液射出，或即使勃起，但因其过小而不能生育。

尿道的先天性异常，包括尿道上裂和尿道下裂、先天性尿道憩室和狭窄，会使精子不能进入女性阴道，从而造成不育。

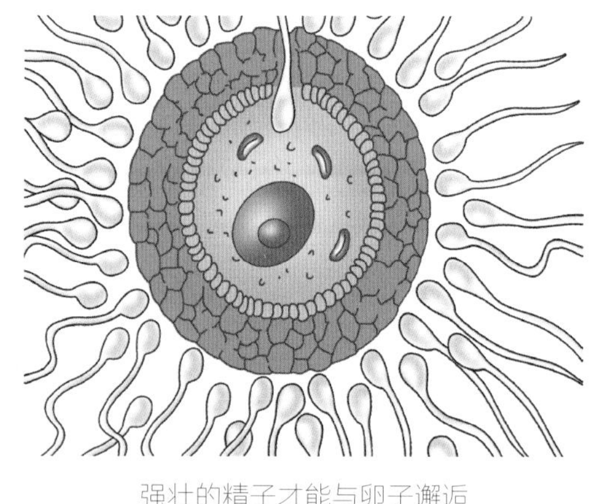

强壮的精子才能与卵子邂逅

睾丸先天性异常，包括睾丸缺如、睾丸发育不全、隐睾、异位睾丸等，都会造成无精子或精子质量低下，从而导致不能生育。

输精管发育不全而形成的精道梗阻、精囊发育不全、缺如等附属性腺功能异常，也可导致不育。

生殖器的损伤和畸形也可造成不育。

生殖系统感染

男性生殖系统可发生急性和慢性感染。急性感染常见的有急性睾丸炎、附睾炎、精囊炎、尿道炎、前列腺炎等，均可因急性炎症的病理变化而使精子的质量与输送通道产生问题，从而影响生育。

慢性炎症可由急性炎症治疗不彻底造成，多因特异性感染所致，如由结核、淋病、梅毒、麻风所引起，由于病程长，并多呈增殖样改变，因此易使精子的生成或输出发生障碍。

精索静脉曲张

精索静脉曲张在男性中并不少见，患者有腹部下坠感。此病会影响睾丸功能，与男性不育有着密切的关系。

内分泌紊乱

下丘脑、垂体、睾丸是调节男性性活动的主要内分泌腺，又被称为下丘脑－垂体－睾丸轴。这三个腺体的任何病变都可能影响男性的内分泌，从而导致其内分泌功能紊乱，最终影响生育。

慢性营养不良

精子的生成与蛋白质、维生素 A、维生素 D、维生素 E 及矿物质锌、锰、钙、磷的质与量有密切关系。其中，锌与精子的生长关系最为密切，一次性生活会消耗 600~1000 微克锌。所以，要多吃瘦肉、鱼、虾、牛奶及动物肝、肾等食物，以补充营养成分。

生活因素

1. 长期手淫。过频的手淫容易导致精子数量和精液总量减少，从而造成不育。

2. 其他生活因素。阴囊温度过高、裤子太紧、性生活过频、心理压力大、久骑摩托车和自行车等均可导致男性不育。

其他原因

染色体异常、环境中的有害因素、药物、酒精等都可能影响精子数量和性功能，从而造成不育。

如何查出男性不育的原因

男性不育的原因很复杂，影响生育的环节比较多，所以，检查起来也比较困难，需要抓住重点，顺藤摸瓜，以达到事半功倍的效果。

男性肥胖会影响生育能力

男性肥胖会影响生育能力，因为脂肪增多会使健康的精子数量减少，即便怀孕了，流产的可能性也比正常情况要高。精子是在低于体温 0.5℃ ~1℃的环境下生成的。肥胖的人体温较高，会影响精子生成的环境。另外，肥胖会影响身体的激素分泌，进而影响精子的数量和质量，使生育能力降低。如果夫妻两人都肥胖，那么自然怀孕会变得更难。因此，如果想自然怀孕，夫妻双方都应该注意控制自己的体重。

常规检查

检查项目	检查内容
精液检查	通过镜检，观察精液颜色、精液黏稠度、精液量、精液透明度、精液液化情况、精子活动率、精子数、精子形态等
B 超检查	通过阴囊 B 超检查是否患有精索静脉曲张、附睾炎、附睾结核、睾丸鞘膜积液等；通过腹腔 B 超检查，确定有无腹腔内睾丸、慢性前列腺炎等
验血查激素	通过验血，测定性激素，进行各种激发试验等，检查是否有生殖内分泌功能障碍
基因检查	检查染色体是否异常等

辅助检查，进一步确诊

检查项目	检查内容
询问病史	是否有长时间发热、腮腺炎、睾丸炎、精索静脉曲张、睾丸外伤、隐睾、睾丸鞘膜积液等可能影响生育的症状或疾病；同房时有无不射精及同房频率如何等
全身外观检查	查看体态和外形，看有无女性化表现、向心性肥胖、腹部紫纹、多毛症等皮质醇增多症表现
生殖器检查	查看是否有阴茎发育不良、阴茎异位、小阴茎、包茎、尿道狭窄、尿道上下裂等
睾丸检查	检查睾丸大小、弹性、硬度等。正常睾丸的体积为 15~26 立方毫米，如小于 11 立方毫米，则表示睾丸功能不良
附睾检查	附睾紧贴在睾丸的后外侧，质软、表面光滑、边界清楚。如果附睾肿大、压痛或表面有结节，则多为炎症或结核所致；如果附睾体积小，则为发育不良

什么情况下可以选择人工受孕

当你已经为自然怀孕做了最大努力却仍不能怀孕的时候，你可以考虑人工受孕。如果你已经试图自然怀孕超过 1 年但仍没有怀孕，应该向医生咨询一下，让医生安排一定的检查，然后根据检查结果和你的意愿来考虑人工受孕的可能。

你需要为辅助治疗做哪些准备

如果你需要进行辅助治疗，你就要做好时间、身体及心理上的准备工作。

1. 夫妻二人要沟通好，一起参与。

2. 确保你的工作与任何检查、治疗不冲突，避免因忙乱而弄得自己压力很大。

3. 饮食要健康，使你的身体更强壮。

4. 每周至少进行 3 次不低于 30 分钟的快走，以促进血液循环。

5. 保持良好的情绪，做好充分的心理准备。

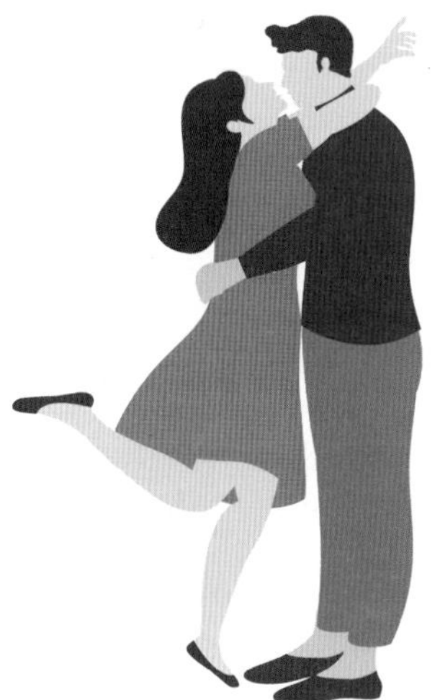

这些问题需要提前向医生咨询

- 为什么向我推荐这种特殊的治疗方式？
- 有其他可以选择的治疗方式吗？如果有，为什么别的治疗方式不适合我？
- 我需要吃什么药？这些药的不良反应是什么？
- 可以预算一下我需要花多少钱吗？
- 随后的检查和治疗中还会有更多的花费吗？
- 我需要做哪些检查？
- 什么时候开始治疗？
- 你们将提供什么样的帮助或建议？
- 如果这种治疗方式没有作用，那我还有别的选择吗？

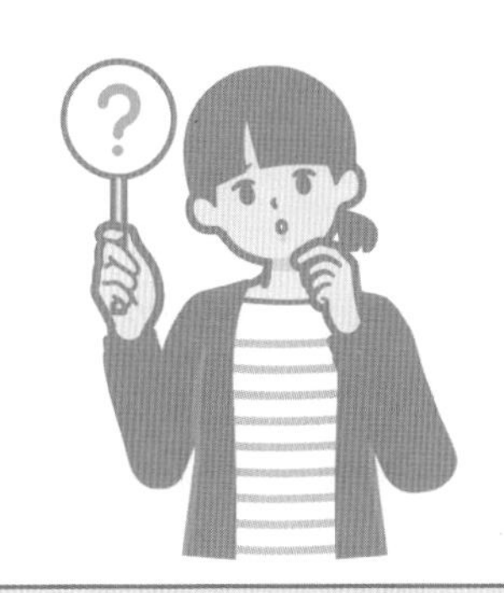

试管婴儿技术
让更多女性圆梦

什么是试管婴儿技术

试管婴儿技术指从女性体内采集卵子、男性体内采集精子，然后在体外人工控制的环境中使卵子和精子完成受精过程，再把早期胚胎移植到女性子宫内，使胚胎在子宫中孕育成为孩子的技术。利用这种技术产生的婴儿被称为试管婴儿，这些孩子也是在妈妈的子宫内长成的。可以说，试管婴儿技术等同于体外受精技术加胚胎移植技术。

试管婴儿技术示意图

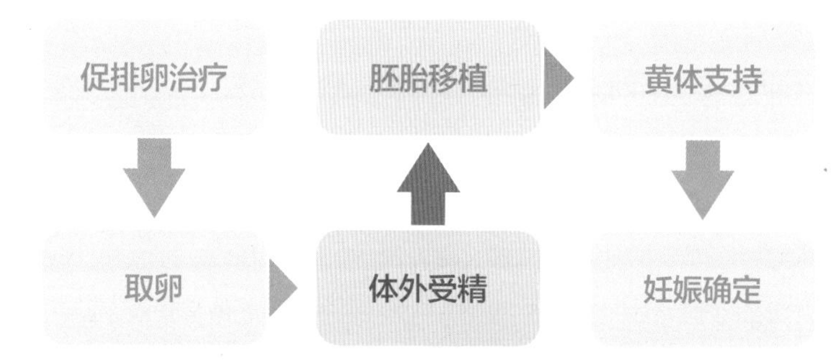

哪些情况适合做试管婴儿

1. 女性输卵管不通。

2. 女性激素分泌不平衡，而且已经尝试过其他治疗方法都没有怀孕。

3. 女性有无法解释的不孕症。

4. 男性精子数量少或精子质量差。

5. 夫妻双方携带特殊的遗传疾病基因。

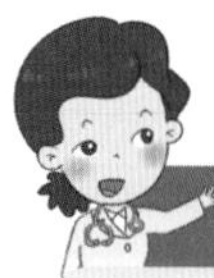

协和专家告诉你

做试管婴儿必须经过审核批准

试管婴儿技术并非任何人都可以做，也并非所有医院都可以开展。对于开展试管婴儿技术的医院也同样有法律的要求。要开展此项技术，必须经过国家卫生健康委员会的审核批准，所以有资质的医院都是经过认可的，医疗技术也是过关的。

试管婴儿技术分类

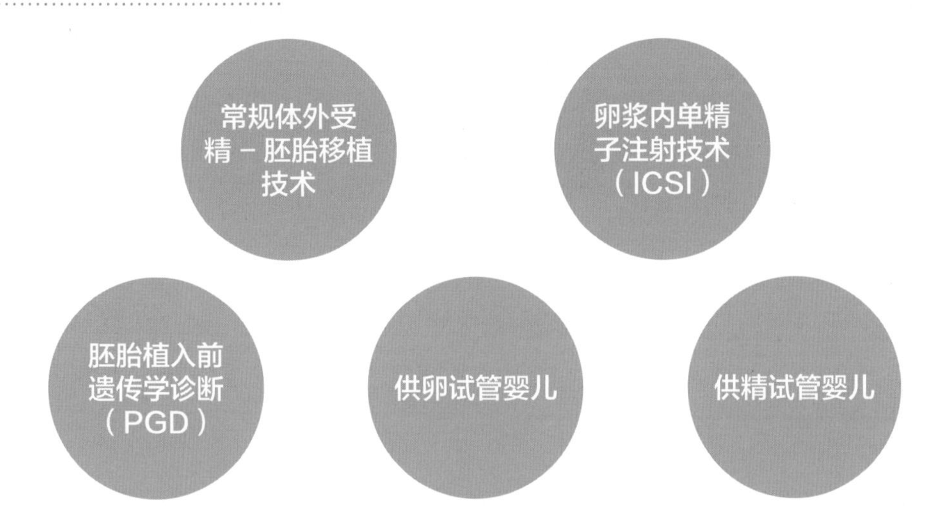

25~35 周岁女性试管婴儿成功率高

试管婴儿技术治疗成功率一般是由临床妊娠率来判定的，即以临床妊娠周期占胚胎移植周期的比例来判定，而临床妊娠指胚胎移植后 28~30 天阴道超声观察到宫腔内妊娠囊的情况。

受患者的选择、临床治疗方法、实验室技术等因素影响，不同的试管婴儿中心成功率有所差异，试管婴儿中心的成功率一般是 30%~50%，部分可达 60%~70%。

25~35 周岁的女性试管婴儿的成功率要高于国际平均水平（30%~40%），有的能达到 50% 以上。

35 周岁以后，成功率会逐渐下降，40 周岁时只能达到 20% 左右。

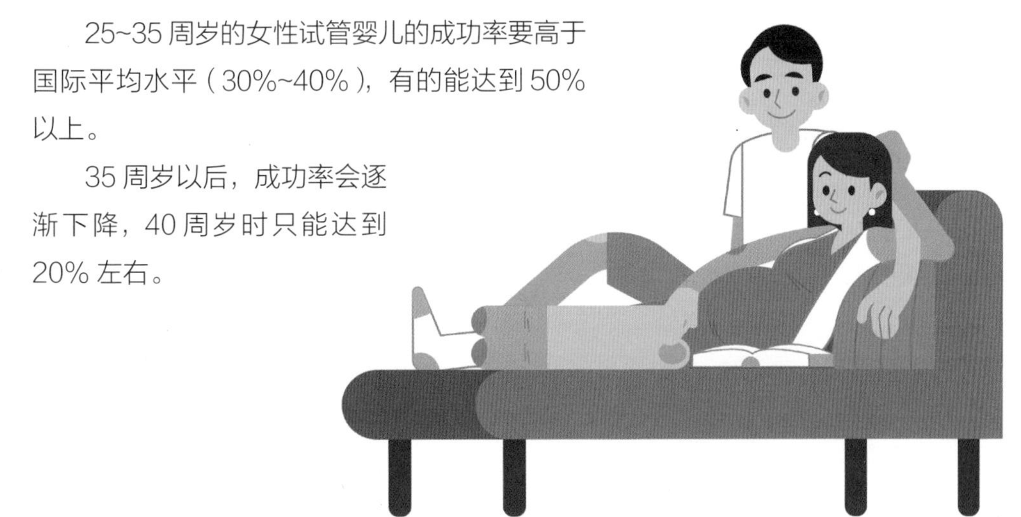

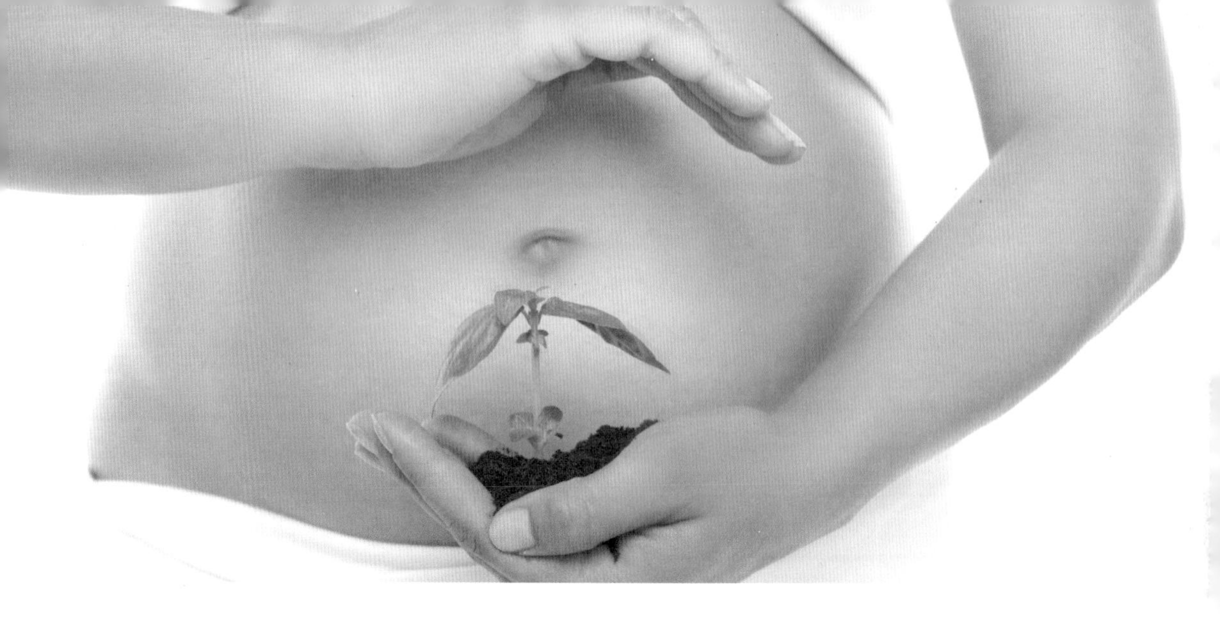

做试管婴儿手术前的检查和准备

1. 在手术前，女方需要在月经来潮的第 2~4 天抽血检测激素水平，以间接测定卵巢储备能力。

2. 输卵管通畅检查的报告：子宫输卵管碘油造影的 X 光片、B 超下通液的报告、宫腹腔镜联合检查报告或开腹手术的医院证明均可。

3. 是否排卵的检查：一年内的子宫内膜病理报告和近 3 个月的基础体温单。

4. 近半年来男方的精液常规实验室检查报告。

5. 男女双方进行有关传染病和性病的筛查报告，内科疾病的筛查报告等。

6. 手术前，还必须准备好结婚证、身份证等相关证件。

上述资料齐全后，可到医院就诊。正式进入周期前，在预期月经来潮前 10 天再次到妇科检查，进行试验移植，探测子宫腔深度及移植胚胎时的导管方向。

做试管婴儿手术前需注意什么

做试管婴儿手术前，夫妻俩需注意的是：

1. 停止抽烟，避免喝酒。抽烟可能会降低妊娠率，酒精可能在治疗过程中影响疗效。

2. 慎重服药。一些药物可以干扰药效、排卵和胚胎的种植。如果必须服药，需咨询主治医生。

3. 服叶酸，每日 400~800 微克，有助于预防胎儿畸形。

4. 有无任何身体不适。即使小的感冒也要告诉医生。

5. 合理饮食、适当运动、睡眠充足。